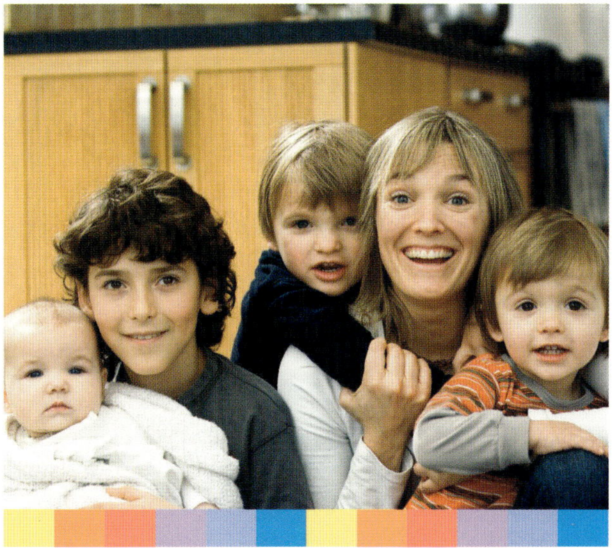

Recettes pour bébés et enfants

LES PUBLICATIONS MODUS VIVENDI INC.
55, rue Jean-Talon ouest, 2e étage
Montréal (Québec)
Canada
H2R 2W8

Directeur éditorial : Marc Alain
Designer graphique : Catherine Houle
Photographe : André Noël
Styliste culinaire : Simon Roberge
Photographe des enfants : André Rozon
Réviseure linguistique : Andrée Laprise
Relecteur : Guy Perreault

Dépôt légal - Bibliothèque et Archives nationales du Québec, 2008
Dépôt légal - Bibliothèque et Archives Canada, 2008

ISBN-13 978-2-89523-542-2

Nous reconnaissons l'aide financière du gouvernement du Canada par l'entremise du Programme d'aide au développement de l'industrie de l'édition (PADIÉ) pour nos activités d'édition.

Gouvernement du Québec - Programme de crédit d'impôt pour l'édition de livres - Gestion SODEC

Imprimé en Chine

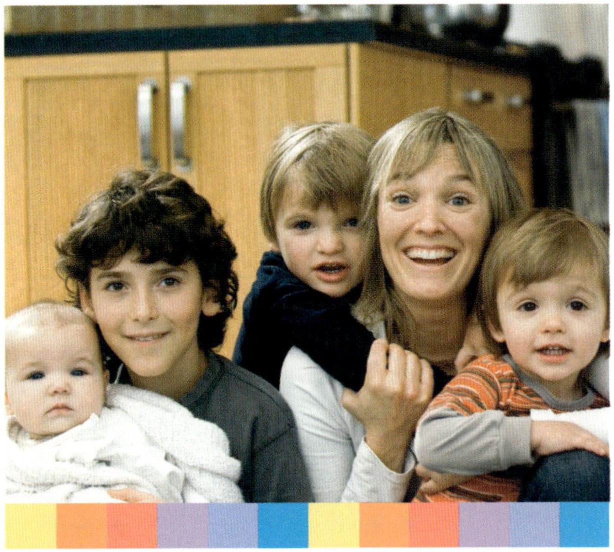

Je dédie ce livre aux enfants de ma maison :

Manu, Loïc, Dali, et Bili.

MODUS VIVENDI

Merci à mon ami Serge Girard pour l'inspiration.

Merci à France et Dan pour la belle cuisine.

Merci aux enfants qui apparaissent dans le livre pour la patience et les beaux sourires : Erika Dupuis, Béatrice Lefebvre, Enzo Gavazzi-Renaud, Jessica Habiyakare, Dahlia et Kira Rigg-Desrochers, Laetitia Samson, Orélie Soucy-Brunet, Raphaël Vanasse, Bili, Dali, Loïc et Manu Viscasillas.

Table des matières

Introduction

Cuisiner pour les enfants, c'est toute une aventure. Une aventure qui se transforme et qui évolue au cours de leur croissance. Certains diront que cela ressemble aux montagnes russes. Voilà pourquoi j'ai eu envie de faire un livre pour vous accompagner au quotidien. J'ai voulu rassembler des recettes, des idées et des suggestions qui sont gagnantes auprès des enfants, tout en gardant le cap sur la santé.

À qui s'adresse ce livre ? Aux enfants d'abord. Les enfants ont des goûts, des préférences et des besoins nutritionnels qui varient au fil du temps. Il n'est pas toujours facile de bien les comprendre et de leur plaire. L'alimentation peut vous paraître très complexe, mais elle est aussi très simple. Elle se résume selon moi en deux mots : QUALITÉ et VARIÉTÉ. Varier ses menus est la meilleure façon d'avoir une alimentation complète.

J'ai conçu ce livre avec ce souci de variété et d'élargir les horizons de vos petits. Vous trouverez des idées pour le petit déjeuner, pour la collation, pour le lunch et une foule de propositions de plats principaux à base d'œufs, de légumineuses, de tofu, de pâtes, de poisson et de viande. N'oubliez pas de consommer environ 5 portions de fruits et de légumes par jour, 4 portions de céréales, 2 portions de produits laitiers et 1 portion de viande ou de substituts. Le Guide alimentaire canadien peut vous y aider.

La qualité est tout aussi importante que la variété. Choisissez des fruits et des légumes frais selon les saisons. Optez pour des céréales entières et des produits biologiques, dans la mesure du possible. Favorisez des aliments bruts, qui ne sont pas transformés, sans additifs ou agents de conservation. Les recettes proposées utilisent des aliments frais, des gras de qualité et les quantités de sucre sont réduites au maximum.

Ce livre s'adresse aussi aux parents qui sont les artisans de cette alimentation. N'oubliez pas que vos habitudes alimentaires laissent des traces. Les enfants feront plus tard des choix en fonction de ce qu'ils ont appris. Il est facile d'être paresseux et de ne leur donner que ce qu'ils désirent. Il faut oser, resservir des plats qu'ils n'ont pas appréciés. Il s'agit souvent de modifier les recettes pour les adapter à leur goût. Un enfant qui refuse un plat l'appréciera peut-être le lendemain.

JE PEUX T'AIDER MAMAN ??? Faire participer les enfants à la préparation des plats est une autre façon de se faciliter la vie. Encore faut-il en avoir la patience. Cuisiner est pour eux une grande source de fierté et ils auront envie de goûter leurs créations. Ils refuseront beaucoup moins un plat qu'ils ont remué ou pour lequel ils ont coupé les carottes. Si votre enfant est difficile, restez calme et respirez par le nez. Il faut faire sentir à l'enfant que vous maîtrisez la situation. Ne le forcez pas à manger. Les enfants ont tous leurs petits caprices. Les repas ne doivent pas devenir un cauchemar. Il faut les apprivoiser et se dire que ça passera...

Manger doit être un plaisir. La présentation peut attirer l'attention des enfants et une petite décoration peut rendre le plat plus alléchant. Créez la surprise. Coupez les aliments différemment. Proposez des bâtonnets à tremper, des boulettes à prendre avec les doigts ou des crêpes coupées en forme d'étoile.

Mes enfants sont végétariens depuis leur naissance. Ce livre est donc en grande partie végétarien puisque les jeunes familles cherchent de plus en plus des idées de plats sans viande. Cependant, plusieurs recettes comprennent du poisson et du poulet. N'hésitez pas à remplacer une portion de tofu ou de légumineuses par la même quantité de viande. Mes recettes peuvent facilement s'adapter aux habitudes alimentaires de votre famille.

En voiture !!!

Les protéines

Les protéines sont essentielles à notre alimentation. C'est le MOTEUR de notre voiture. Elles permettent au corps de l'enfant de se développer adéquatement. Il est important d'en consommer au moins deux portions par jour. On les retrouve dans la viande, le tofu, les œufs, le poisson, les légumineuses, les noix, les céréales, le fromage, le lait et le yogourt. Les protéines sont constituées de 20 acides aminés, dont la moitié est produite par le corps. Le reste doit provenir de l'alimentation. On les appelle les acides aminés essentiels. La viande contient tous ces acides aminés essentiels. Pour les végétariens, le soja est la seule protéine végétale à contenir tous les acides aminés nécessaires à l'organisme. Les acides aminés essentiels se retrouvent aussi en petites quantités dans différents aliments.

Les glucides

Les glucides sont le CARBURANT de notre voiture. Grâce aux glucides, le corps produit énergie et chaleur. Ils doivent occuper environ 60 % de l'alimentation de l'enfant. Les glucides ne se résument pas au mot sucre. On doit consommer les glucides à l'état pur dans des produits non transformés. C'est ce qu'on appelle les glucides complexes. Vous les trouverez dans les fruits, les fruits séchés, les légumes, le riz brun, les pâtes, les légumineuses, le pain complet et les céréales. Les glucides simples sont souvent très pauvres sur le plan nutritionnel et se retrouvent par exemple dans le pain blanc, les céréales du commerce, les pâtes blanches, les biscuits et les pâtisseries.

Les lipides

C'est l'HUILE qui fait bien fonctionner notre moteur. Les lipides sont essentiels à la santé et au développement de l'enfant. Il n'y a donc aucune raison de rationner les enfants en bas âge. Il faut plutôt choisir de bons gras parmi lesquels on retrouve l'huile d'olive et de tournesol, les noix, les graines et l'avocat. L'enfant a aussi besoin de ce qu'on appelle les matières grasses essentielles, que le corps humain est incapable de fabriquer, dont les oméga-3 que l'on trouve dans le thon, le saumon, les sardines, les graines de lin, les graines de tournesol et qui sont maintenant souvent ajoutés aux œufs. Il y a aussi les oméga-6 présents dans l'avocat, le maïs, les amandes, les noix de pin et les graines de sésame.

Les fibres

C'est le TUYAU D'ÉCHAPPEMENT de la voiture, la voie par laquelle l'organisme se défait de ses déchets. Les fibres et l'eau vont aider à l'élimination chez les enfants. On trouve surtout des fibres dans les fruits et les légumes.

Le fer

Le fer est essentiel à la production des globules rouges. Les réserves de fer de bébé sont à sec à l'âge de six mois. Il est donc important de lui donner du lait maternisé enrichi de fer ou des céréales enrichies de fer, car une carence peut mener à l'anémie. Si les enfants consomment du fer qui n'est pas de source animale, il sera mieux absorbé avec des aliments qui contiennent de la vitamine C. On retrouve le fer dans les jaunes d'œufs, les légumineuses, le riz brun, les raisins secs, les bananes, les noix, l'avoine et le millet.

Le calcium

Le calcium est essentiel pour la santé des dents et des os. Comme tout le monde le sait, on trouve le calcium dans le lait, le fromage et le yogourt. Mais le tofu, les sardines, le brocoli, les légumes verts à feuilles, les graines de sésame, les graines de citrouille, les graines de tournesol, les amandes et les jaunes d'œufs en contiennent aussi.

Les vitamines

Les vitamines sont indispensables pour rester en bonne santé. Les fruits et les légumes en contiennent beaucoup et devraient se retrouver quotidiennement à votre table. Certaines vitamines perdent de leur valeur nutritive sous l'effet de la chaleur, il est donc préférable de ne pas trop faire cuire les fruits et les légumes.

La vitamine A est excellente pour la croissance de l'enfant et pour développer sa résistance aux infections. On la trouve dans les tomates, les poivrons, le maïs, les carottes, les épinards.

La vitamine B agit dans le bon fonctionnement du système nerveux. Elle est présente dans le tofu, les avocats, les bananes, le germe de blé, les céréales, les œufs.

La vitamine C aide à l'assimilation du fer chez les végétariens. Les agrumes, le kiwi, le melon d'eau, les fruits rouges, le brocoli, les poivrons, les épinards et les pommes de terre en contiennent.

La vitamine D aide, quant à elle, à l'assimilation du calcium. On la trouve dans le saumon, le thon, les sardines, les œufs et les produits laitiers. Le corps peut aussi en fabriquer par l'exposition au soleil.

En réserve

Vous ne serez jamais pris de court avec un garde-manger bien garni. Parmi les aliments à avoir sous la main : huile d'olive, vinaigre de cidre, vinaigre de vin, sauce soja, pâtes sèches, boîtes de tomates, thon, saumon, miel, beurre d'arachide, sirop d'érable et dattes fraîches.

Dans l'étagère d'herbes et d'épices :

cari, cumin, coriandre, curcuma, paprika, flocons d'oignon, sel d'ail, basilic, persil, herbes de Provence, cannelle, muscade.

Les céréales :

flocons d'avoine, gruau, riz, semoule (couscous), orge, lin, millet, quinoa, farine.

Noix et graines :

noix de pin, pacanes, arachides, graines de sésame, graines de tournesol, amandes.

Fruits séchés :

raisins, canneberges, abricots, pruneaux, dattes.

Légumineuses (sèches ou en boîte) :

lentilles rouges, lentilles vertes, haricots rouges, légumineuses mélangées, pois chiches.

Au réfrigérateur :

tofu, fromage feta, fromage à pâte ferme, œufs, olives.

Au congélateur :

pesto, pois verts, maïs, fruits surgelés, poisson, pain.

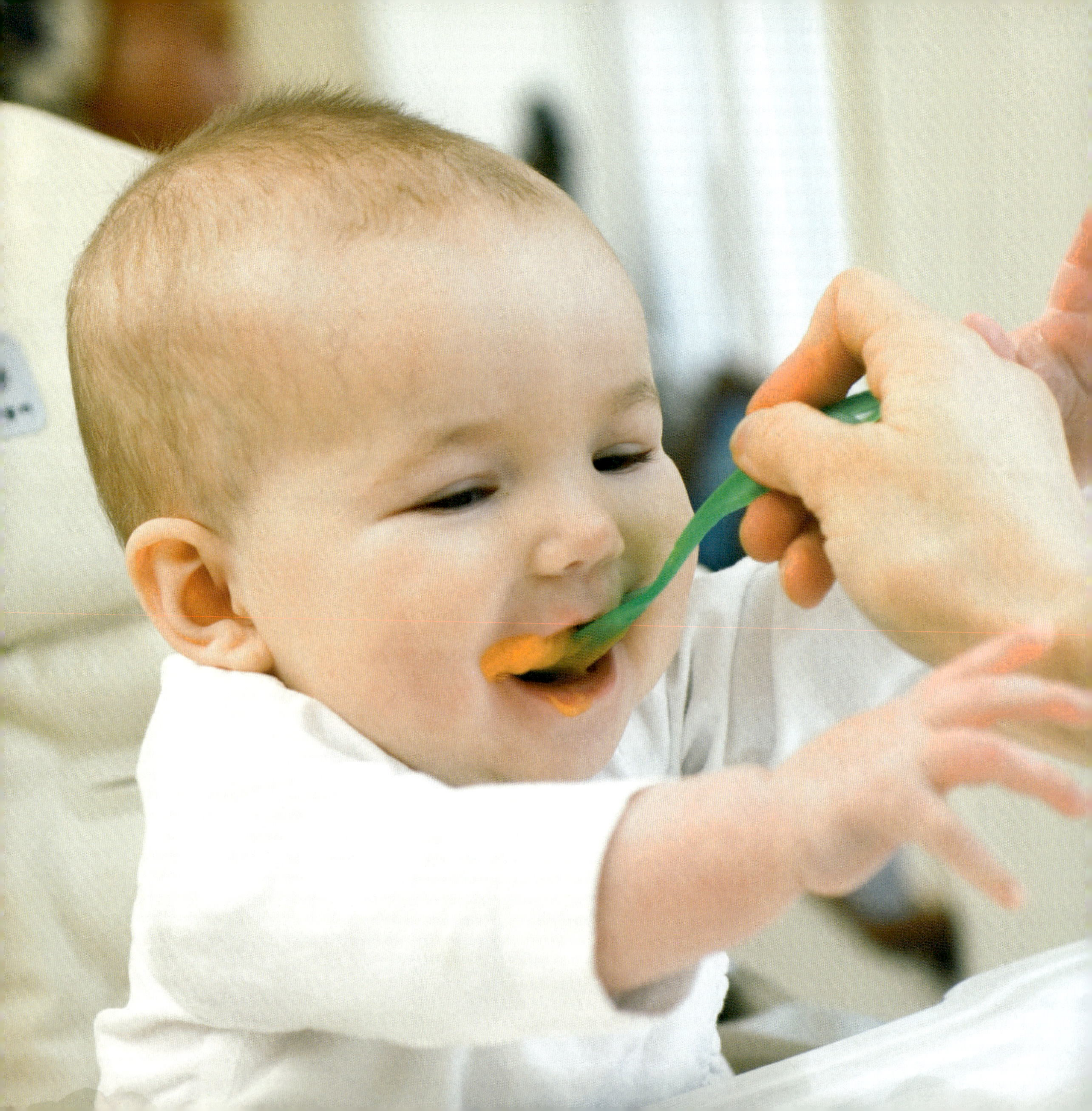

Bébé bouffe

Les aliments solides font leur entrée dans l'alimentation de bébé au rythme de ses besoins. Votre enfant ne semble jamais rassasié par le lait ? Il s'intéresse de plus en plus à ce que vous mangez ? Il est peut-être temps de passer aux aliments solides. De façon générale, le bébé goûte ses premiers aliments entre 4 et 6 mois. Après avoir expérimenté les céréales enrichies de fer, vous pourrez lui faire découvrir d'autres aliments. On commence habituellement par les fruits et les légumes. Introduisez un aliment à la fois, de façon à identifier les allergies et à connaître les préférences de bébé. Vous pourrez faire l'essai d'un nouvel aliment quelques jours plus tard. Les purées devront être très lisses pour que le bébé puisse prendre l'habitude des aliments solides.

Purées simples

Je vous propose d'abord une gamme de purées simples concoctées à partir d'un seul ingrédient. Les purées sont faciles à faire et bien meilleures que celles vendues en magasin. Optez pour le mode de cuisson qui vous convient : dans l'eau bouillante sur la cuisinière, à la vapeur ou au micro-ondes. La cuisson à la vapeur (avec une marguerite) permet aux aliments de conserver leur valeur nutritive. Peu importe le mode choisi, ne faites pas trop cuire les fruits et les légumes.

Comme les bébés sont sensibles aux infections, l'hygiène dans la cuisine doit être impeccable. Nettoyez les instruments, la surface de travail et, idéalement, stérilisez la vaisselle de bébé pendant les premières semaines. On peut faire congeler les purées en petites quantités dans des bacs à glaçons avant de les déposer dans des sacs à congélateur. Elles se conserveront pendant plusieurs mois. Comme bébé ne mangera pas éternellement des purées, n'en faites pas congeler de trop grandes quantités.

Purée de pommes

Donne 2 tasses (500 ml) de purée. La pomme est souvent la première purée de fruits que l'on donne au bébé. C'est un fruit très sucré et riche en fibres.

3 tasses	**pommes**	750 ml
1/2 tasse	**eau**	125 ml

Peler les pommes et les couper en morceaux. Déposer dans un petit chaudron avec l'eau et couvrir. Porter à ébullition, réduire le feu et laisser mijoter 10 minutes. Réduire en purée à l'aide d'un mélangeur ou d'un robot culinaire.

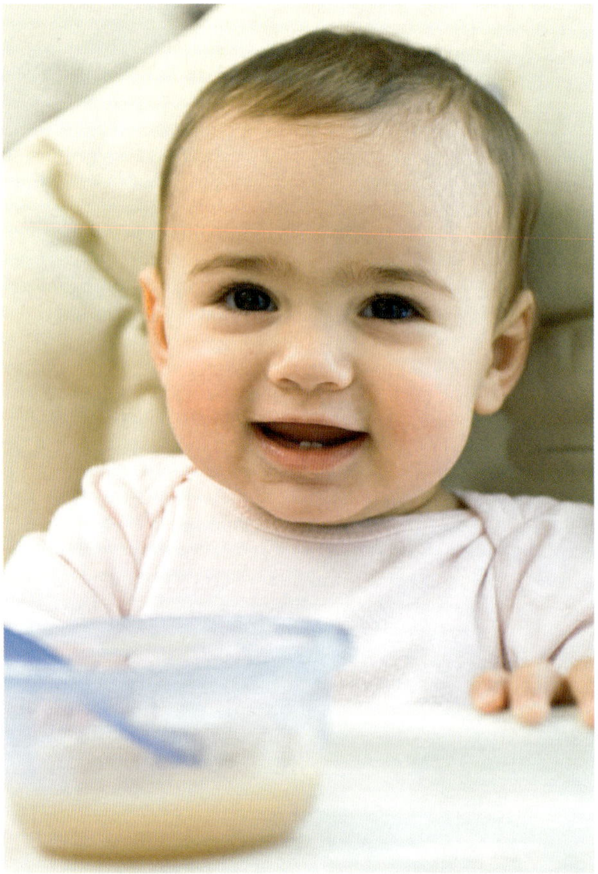

Purée de poires

Donne 1 1/2 tasse (375 ml) de purée. Utiliser des poires bien mûres.

3 tasses	**poires Bartlett**	750 ml
1/2 tasse	**eau**	125 ml

Peler les poires, enlever les cœurs et couper en morceaux. Déposer dans un petit chaudron avec l'eau et couvrir. Porter à ébullition, réduire le feu et laisser mijoter 10 minutes. Réduire en purée à l'aide d'un mélangeur ou d'un robot culinaire.

Purée de bananes

Donne 1/2 tasse (125 ml) de purée. On fait cette purée en petite quantité puisqu'elle ne se conserve pas longtemps. La banane est riche en potassium. Elle fait partie des fruits que bébé peut manger crus dans les premiers mois de sa vie.

1 tasse	**bananes**	250 ml

Réduire en purée à l'aide d'un mélangeur ou d'un robot culinaire. Ajouter un peu d'eau pour une texture plus liquide.

Purée de cantaloup

Donne 2/3 tasse (160 ml) de purée. La même recette s'applique pour le melon miel ou le melon d'eau. Utiliser un fruit bien mûr.

1 tasse	**cantaloup**	250 ml

Couper le cantaloup en morceaux. Réduire en purée à l'aide d'un mélangeur ou d'un robot culinaire.

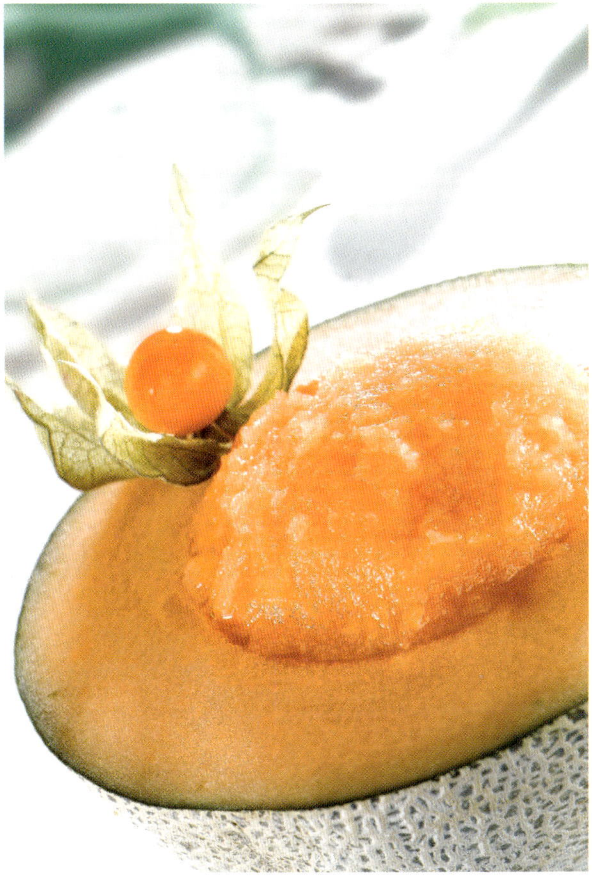

Purée
d'avocats

Donne environ 3/4 tasse (180 ml) de purée. Vous pourrez par la suite mélanger la purée d'avocat avec une purée de fruit de votre choix.

1	**avocat**	1

Réduire en purée à l'aide d'un mélangeur ou d'un robot culinaire.

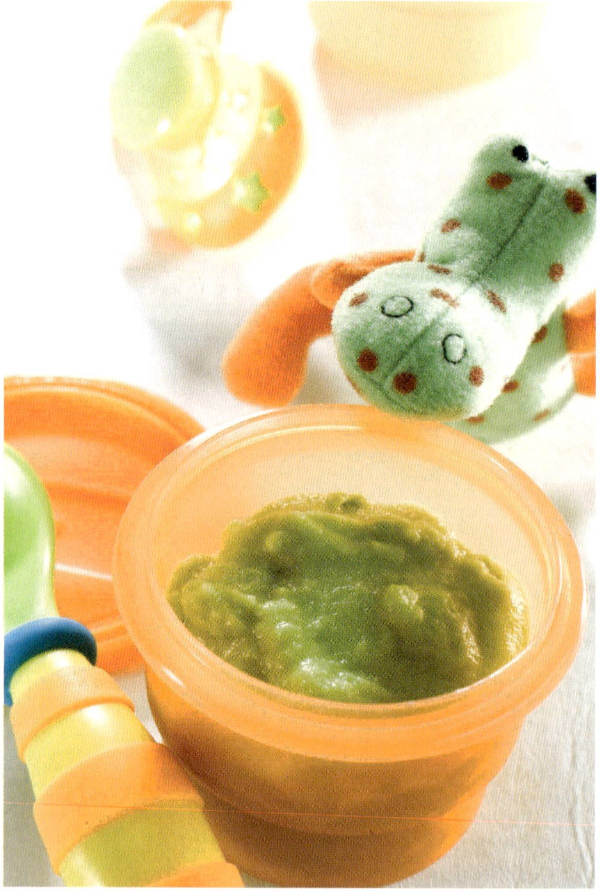

Purée
de courge

Donne environ 1 tasse (250 ml) de purée.

2 tasses	**courge** au choix	500 ml
1/4 tasse	**eau de cuisson**	60 ml

Couper la courge en dés. Faire cuire à la vapeur 10 minutes. Réduire en purée à l'aide d'un mélangeur ou d'un robot culinaire avec 1/4 tasse (60 ml) d'eau de cuisson.

Purée
de patates douces

Donne environ 1 tasse (250 ml) de purée.

2 tasses	**patates douces**	500 ml
3/4 tasse	**eau de cuisson**	180 ml

Peler les patates douces et les couper en dés. Faire cuire à la vapeur 15 minutes. Réduire en purée à l'aide d'un mélangeur ou d'un robot culinaire avec 3/4 tasse (180 ml) d'eau de cuisson.

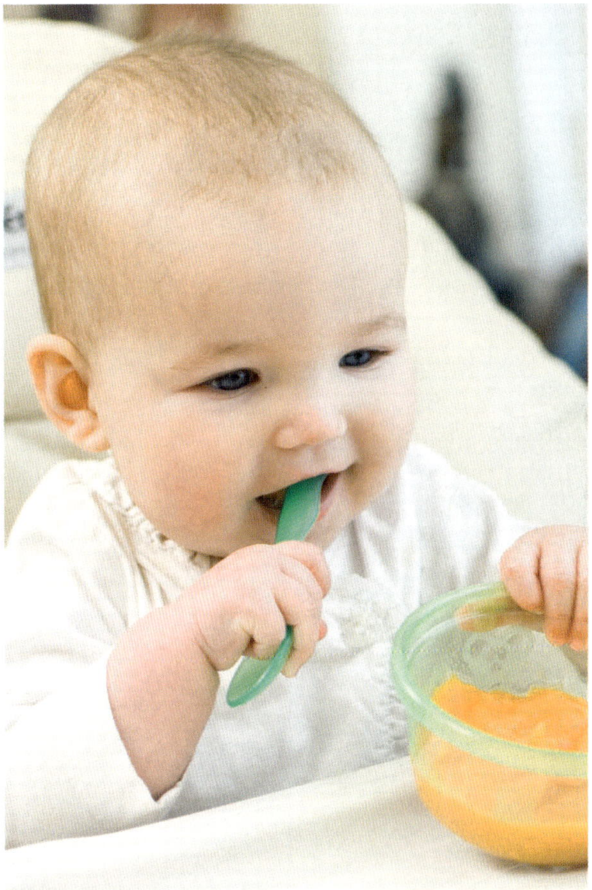

Purée
de panais

Donne environ 1 tasse (250 ml) de purée. Les enfants adorent le goût sucré du panais. On le cuisine trop peu souvent. Avec les enfants plus âgés, on peut ajouter à cette purée un trait de sirop d'érable.

2 tasses	**panais**	500 ml
1/2 tasse	**eau de cuisson**	125 ml

Peler le panais et le couper en morceaux. Faire cuire à la vapeur 15 minutes. Réduire en purée à l'aide d'un mélangeur ou d'un robot culinaire avec 1/2 tasse (125 ml) d'eau de cuisson.

Purées doubles

Entre 6 et 8 mois, on peut commencer à faire des combinaisons d'aliments. Comme bébé a l'habitude des purées et commence à avoir des dents, on peut lui faire découvrir de nouvelles textures. Les purées peuvent être plus épaisses et consistantes. Vous pouvez même commencer à écraser les aliments à la fourchette plutôt que d'utiliser un mélangeur.

Voici quelques idées de purées doubles concoctées à partir de deux ingrédients. N'hésitez pas à ajouter des céréales pour bébé à ces recettes. Vous pouvez aussi remplacer l'eau par la même quantité de lait maternel ou de lait maternisé.

De nouveaux aliments vont faire leur apparition au menu. Bébé est habituellement très désireux d'essayer de nouvelles saveurs. Profitez-en pour lui faire goûter au tofu, à la viande, au poisson, aux légumineuses, au yogourt et au fromage. Il aimera aussi prendre des aliments avec ses doigts et les porter à la bouche.

Purée fraises et kiwis

Donne 2 tasses (500 ml) de purée. À cause des pépins, les petits fruits ne font habituellement pas partie des premiers fruits que l'on donne aux bébés.

2 tasses	**fraises** fraîches	500 ml
1 tasse	**kiwis**	250 ml

Équeuter les fraises et les couper en morceaux. Peler les kiwis et les couper en dés. Réduire en purée à l'aide d'un mélangeur ou d'un robot culinaire. Tamiser la purée à la passoire fine.

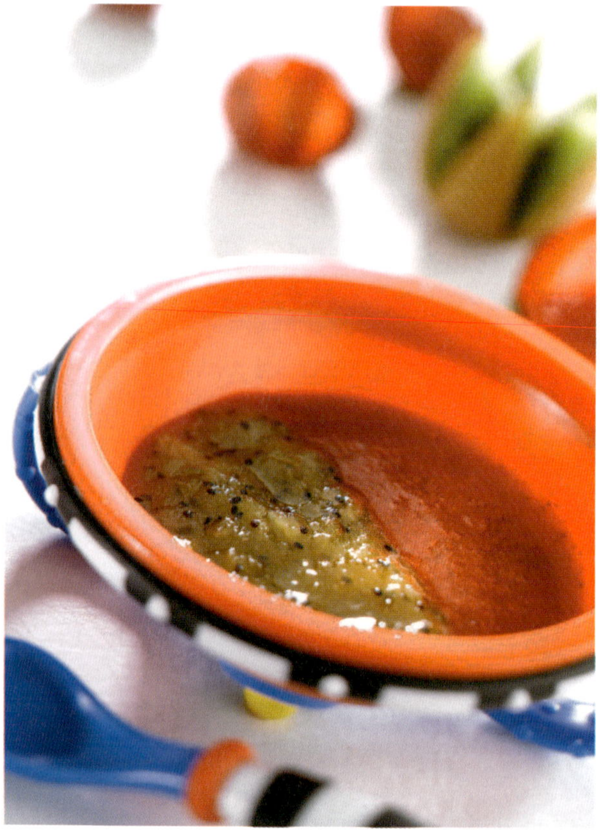

Purée de bananes et dattes

Donne 1 tasse (250 ml) de purée.

1/4 tasse	**dattes**, dénoyautées	60 ml
1/4 tasse	**eau**	60 ml
1 tasse	**bananes**	250 ml

Dans un petit bol, déposer les dattes coupées en morceaux et l'eau. Chauffer au micro-ondes 1 minute et laisser reposer 10 minutes. Réduire en purée à l'aide d'un mélangeur ou d'un robot culinaire avec les bananes.

Purée
de lentilles rouges et carottes

Donne 2 tasses (500 ml) de purée. Certains bébés ont du mal à digérer les légumineuses. Vous pouvez attendre autour de 9 mois pour introduire les lentilles ou surveiller de près les réactions de votre enfant.

2 tasses	**carottes**	500 ml
1/4 tasse	**lentilles rouges**	60 ml
1 1/2 tasse	**eau**	375 ml

Peler et couper les carottes en dés. Faire cuire à la vapeur 10 minutes. Dans un petit chaudron, déposer les lentilles rouges et l'eau. Cuire à couvert 15 minutes. Réduire tous les ingrédients en purée à l'aide d'un mélangeur ou d'un robot culinaire.

Purée
de courge et pommes

Donne 2 tasses (500 ml) de purée.

2 tasses	**courge** au choix	500 ml
1 tasse	**pommes**	250 ml
1 tasse	**eau**	250 ml

Peler et couper la courge et les pommes en dés. Déposer dans un petit chaudron avec l'eau et couvrir. Porter à ébullition, réduire le feu et laisser mijoter 10 minutes. Réduire en purée à l'aide d'un mélangeur ou d'un robot culinaire.

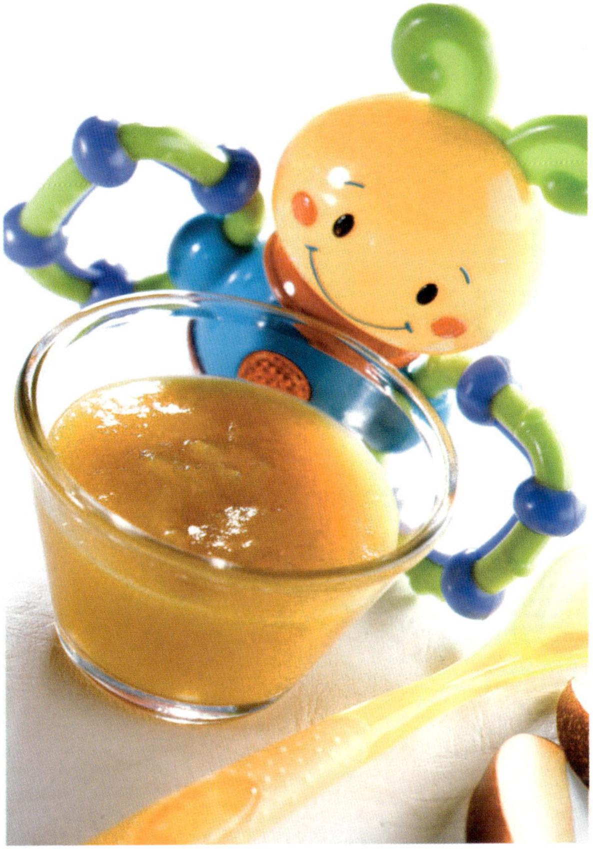

Purée
de courgette et pois

Donne environ 1 1/2 tasse (375 ml) de purée.

2 tasses	**pois verts** surgelés	500 ml
2 tasses	**courgette**, coupée en dés	500 ml
1/4 tasse	**eau de cuisson**	60 ml

Faire cuire les pois et la courgette à la vapeur 6 minutes. Réduire en purée à l'aide d'un mélangeur ou d'un robot culinaire avec 1/4 tasse (60 ml) d'eau de cuisson.

Purées triples

À partir de 9 mois, l'alimentation de bébé se diversifie. Il mange un peu de tout. On peut commencer à le faire manger au rythme de la famille. Bébé devient indépendant, il veut manger seul. Il continue cependant à se nourrir de purées. Voici des idées de purées triples concoctées à partir de trois ingrédients. On n'assaisonne (sel, poivre, épices, herbes) aucun des aliments donnés à bébé jusqu'à son premier anniversaire.

Purée de pois chiches
chou-fleur et poireau

Donne 2 tasses (500 ml) de purée. Le goût du poireau est plus doux que celui de l'oignon. Pour les enfants un peu plus vieux, vous pouvez ajouter une pincée de cari à cette purée.

1 tasse	**pois chiches en boîte**, rincés et égouttés	250 ml
2 tasses	**chou-fleur**	500 ml
1/2 tasse	**poireau**, émincé	125 ml
1/2 tasse	**eau de cuisson**	125 ml

Faire cuire le chou-fleur et le poireau à la vapeur 6 minutes. Réduire en purée à l'aide d'un mélangeur ou d'un robot culinaire avec les pois chiches et 1/2 tasse (125 ml) d'eau de cuisson.

Purée de riz
pois et brocoli

Donne environ 1 1/2 tasse (375 ml) de purée. Pelez les tiges de brocoli pour n'en garder que la partie tendre.

1/4 tasse	**riz basmati**	60 ml
3/4 tasse	**eau**	180 ml
1 tasse	**pois verts** surgelés	250 ml
1 tasse	**tiges de brocoli**, coupées en dés	250 ml
2 c. à soupe	**lait**	30 ml

Dans un petit chaudron, cuire le riz à couvert dans l'eau pendant 15 minutes. Faire cuire les pois et le brocoli à la vapeur 10 minutes. Réduire tous les ingrédients en purée à l'aide d'un mélangeur ou d'un robot culinaire avec le lait.

Purée de lentilles
courge et patates douces

Donne environ 1 1/2 tasse (375 ml) de purée.

1 tasse	**lentilles en boîte**, rincées et égouttées	250 ml
1 tasse	**courge** au choix, coupée en dés	250 ml
1 tasse	**patates douces**, pelées et coupées en dés	250 ml
2 c. à soupe	**eau de cuisson**	30 ml

Faire cuire la courge et les patates douces à la vapeur 15 minutes. Réduire en purée à l'aide d'un mélangeur ou d'un robot culinaire avec les lentilles et l'eau de cuisson.

Purée de pommes de terre
carottes et navet

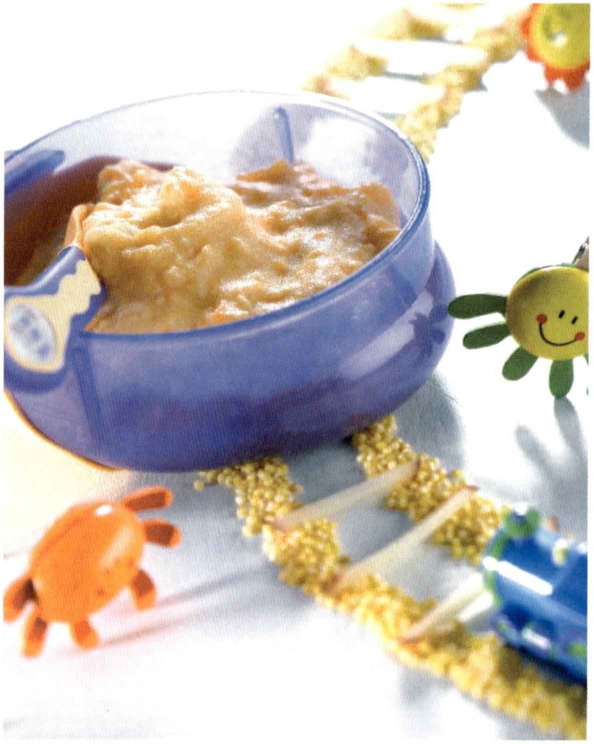

Donne 1 tasse (250 ml) de purée.

1 tasse	**pommes de terre**	250 ml
1/2 tasse	**navet**	125 ml
1/2 tasse	**carottes**	125 ml
2 c. à soupe	**lait**	30 ml

Peler et couper les légumes en dés. Faire cuire à la vapeur 15 minutes. Réduire en purée à l'aide d'un mélangeur ou d'un robot culinaire avec le lait.

Purée de tofu
brocoli et poivron rouge

Donne 2 tasses (500 ml) de purée.

1/3 tasse	**poivron rouge**	80 ml
2 tasses	**brocoli**	500 ml
1/2 bloc	**tofu**	225 g
1/2 tasse	**lait**	125 ml

Couper le poivron rouge en dés et le brocoli en bouquets. Faire cuire à la vapeur 5 minutes. Réduire en purée à l'aide d'un mélangeur ou d'un robot culinaire avec le tofu et le lait.

Purée de poireau, épinards et cottage

Donne 3/4 tasse (180 ml) de purée. Il faut attendre que bébé ait environ 9 mois avant d'introduire dans son alimentation des légumes qui contiennent beaucoup de nitrates. Ils peuvent être nocifs pour lui. Les épinards, les betteraves et le navet en contiennent beaucoup.

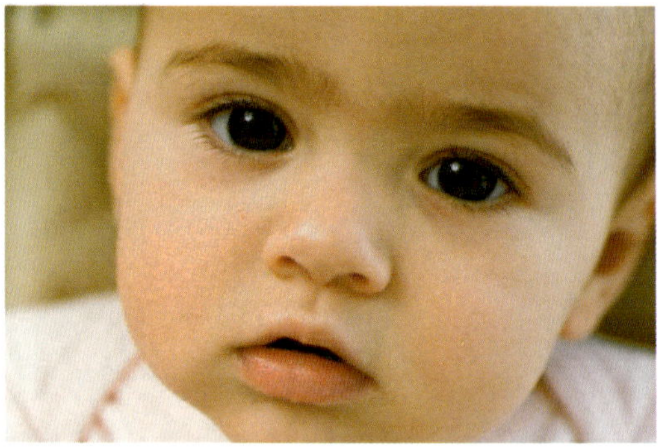

1/2 tasse	**poireau**, émincé	60 ml
2 tasses	**épinards frais,** hachés	500 ml
1/2 tasse	**fromage cottage**	125 ml

Faire cuire le poireau et les épinards à la vapeur 5 minutes. Réduire en purée à l'aide d'un mélangeur ou d'un robot culinaire avec le fromage cottage.

Purée au quinoa, brocoli et panais

Donne environ 2 tasses (500 ml) de purée. Le quinoa est une céréale très riche en protéines.

1/4 tasse	**quinoa**	60 ml
1 tasse	**panais**	250 ml
2 tasses	**eau**	500 ml
2 tasses	**brocoli**	500 ml

Rincer le quinoa à l'eau froide. Peler et couper le panais en dés. Déposer le quinoa et le panais dans un petit chaudron avec l'eau et couvrir. Porter à ébullition, réduire le feu et laisser mijoter 10 minutes. Ajouter le brocoli coupé en petits bouquets. Poursuivre la cuisson 5 minutes. Réduire en purée à l'aide d'un mélangeur ou d'un robot culinaire.

Purée de millet, carottes et pommes de terre

Donne environ 1 1/2 tasse (375 ml) de purée. Essayez de ne pas introduire de blé dans l'alimentation de bébé avant 6 ou 7 mois. Optez plutôt pour des céréales sans gluten comme le riz ou le millet.

1/4 tasse	**millet**	60 ml
1 tasse	**eau**	250 ml
1 tasse	**pommes de terre**	250 ml
1 tasse	**carottes**	250 ml
2 c. à soupe	**lait**	30 ml

Dans un petit chaudron, cuire le millet à couvert dans l'eau pendant 20 minutes. Peler et couper les légumes en dés. Faire cuire à la vapeur 15 minutes. Réduire tous les ingrédients en purée à l'aide d'un mélangeur ou d'un robot culinaire avec le lait.

Purée de poisson

patates douces et pois

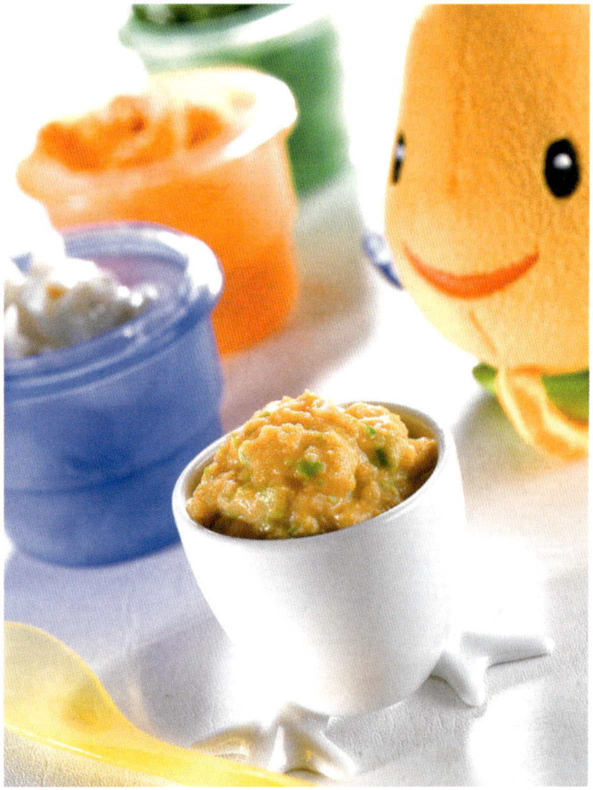

Donne environ 1 1/2 tasse (375 ml) de purée.

1/2 livre	**filets de sole**	225 g
1 tasse	**patates douces**, coupées en dés	250 ml
1 tasse	**pois verts** surgelés	250 ml
1/2 tasse	**lait**	125 ml

Déposer le poisson dans un plat allant au micro-ondes, couvrir et laisser cuire 5 minutes. Faire cuire la patate douce et les pois à la vapeur 15 minutes. Réduire tous les ingrédients en purée à l'aide d'un mélangeur ou d'un robot culinaire avec le lait.

Purée de chou-fleur

haricots et œufs

Donne 3/4 tasse (180 ml) de purée. Il faut attendre que bébé ait 1 an avant de lui proposer des œufs entiers. Les blancs d'œufs sont difficiles à digérer pour les petits. Les risques de salmonelle et de bactéries étant très présents, les œufs doivent toujours être bien cuits.

1 tasse	**chou-fleur**	250 ml
1/2 tasse	**haricots verts**	125 ml
1	**jaune d'œuf**, cuit dur	1
1/4 tasse	**eau de cuisson**	60 ml

Faire cuire le chou-fleur et les haricots à la vapeur 6 minutes. Pendant ce temps, cuire l'œuf dans l'eau bouillante 10 minutes pour n'en garder que le jaune. Réduire tous les ingrédients en purée à l'aide d'un mélangeur ou d'un robot culinaire avec 1/4 tasse (60 ml) d'eau de cuisson des légumes.

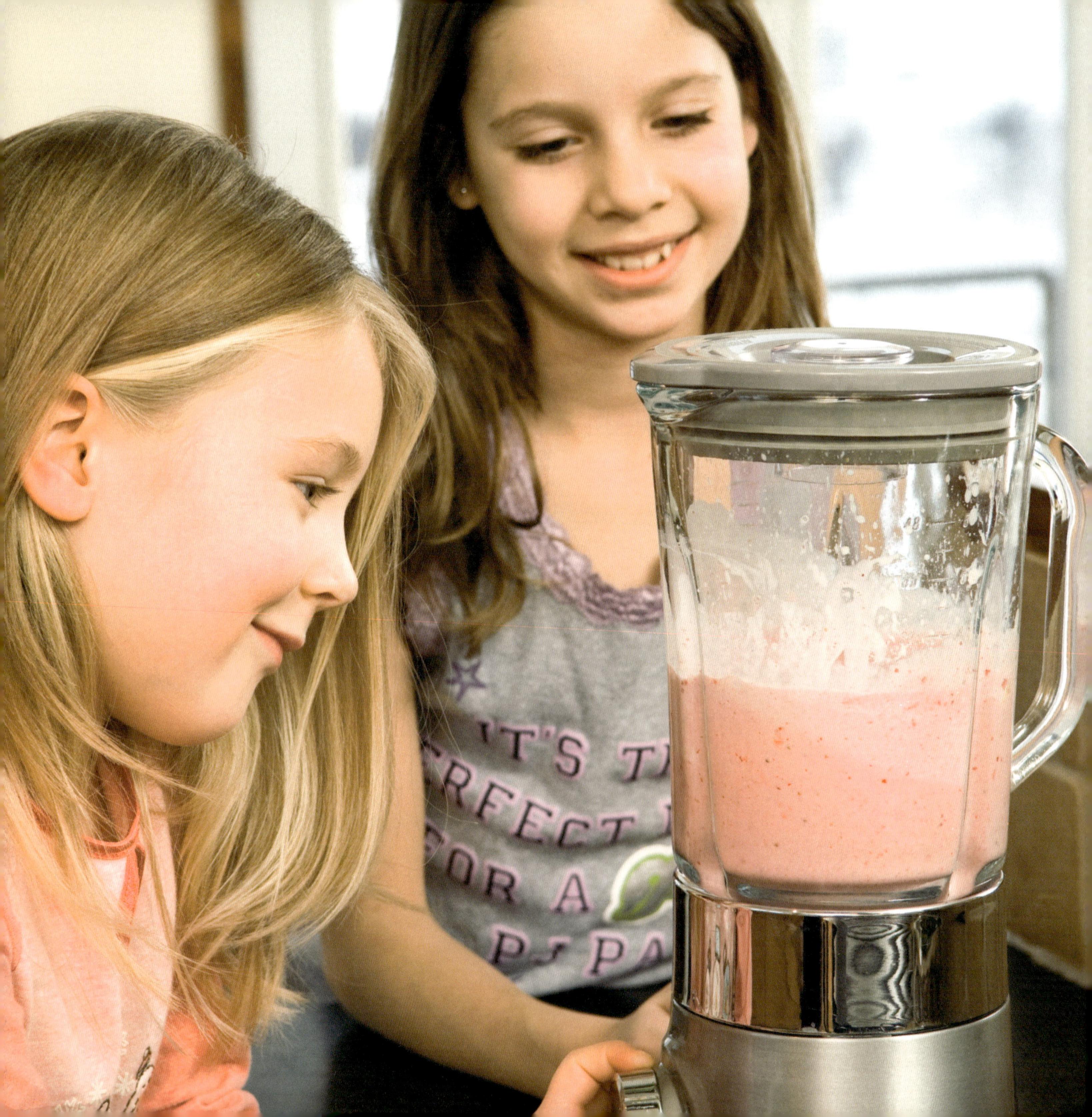
FOR A

Pour le petit déjeuner

Le petit déjeuner est le repas le plus important de la journée. C'est la locomotive de notre train-train quotidien. Les enfants ont très faim après leur longue nuit de sommeil et le petit déjeuner doit pouvoir les soutenir jusqu'au prochain repas. Il doit être une grande source d'énergie. Variez votre rituel du matin. Osez des choses nouvelles. Surprenez vos enfants. Voici des idées qui vous éloigneront des céréales du commerce et qui feront découvrir à vos enfants les petits plaisirs du petit déjeuner.

Gruau
érable et noix

Donne 4 portions. Il est très facile de concocter un bon gruau maison en quelques minutes. Le gruau du commerce est souvent extrêmement sucré et cher.

1 c. à thé	**beurre**	5 ml	3 tasses	**lait**	750 ml
1/2 tasse	**noix hachées** (amandes, noix de Grenoble et pacanes)	125 ml	1/4 tasse	**sirop d'érable**	60 ml
			1 pincée	**cannelle**	
1 1/2 tasse	**gruau** à cuisson rapide	375 ml	1 pincée	**sel**	

Dans une petite casserole, à feu moyen, faire fondre le beurre. Faire revenir les noix pendant 1 minute. Ajouter le gruau et remuer à nouveau pendant 1 minute.

Incorporer le lait, le sirop d'érable, la cannelle et le sel. Chauffer 5 à 7 minutes jusqu'à l'obtention d'une texture crémeuse. Servir aussitôt.

Variante : Ajoutez un peu de yogourt nature au moment de servir.

Gruau
pomme et canneberges

Donne 4 petites portions. La canneberge est un antioxydant reconnu et prévient les infections urinaires. On l'utilise un peu de la même façon que les raisins secs.

1 tasse	**gruau** à cuisson rapide	250 ml	1/4 tasse	**canneberges séchées**	60 ml
2 tasses	**lait**	500 ml	1 c. à soupe	**sirop d'érable**	15 ml
1	**pomme**, pelée et râpée	1	1/4 c. à thé	**cannelle**	1 ml

Dans une petite casserole, déposer le gruau et le lait. Chauffer quelques minutes à feu moyen. Ajouter le reste des ingrédients. Poursuivre la cuisson 2 à 3 minutes. Servir aussitôt.

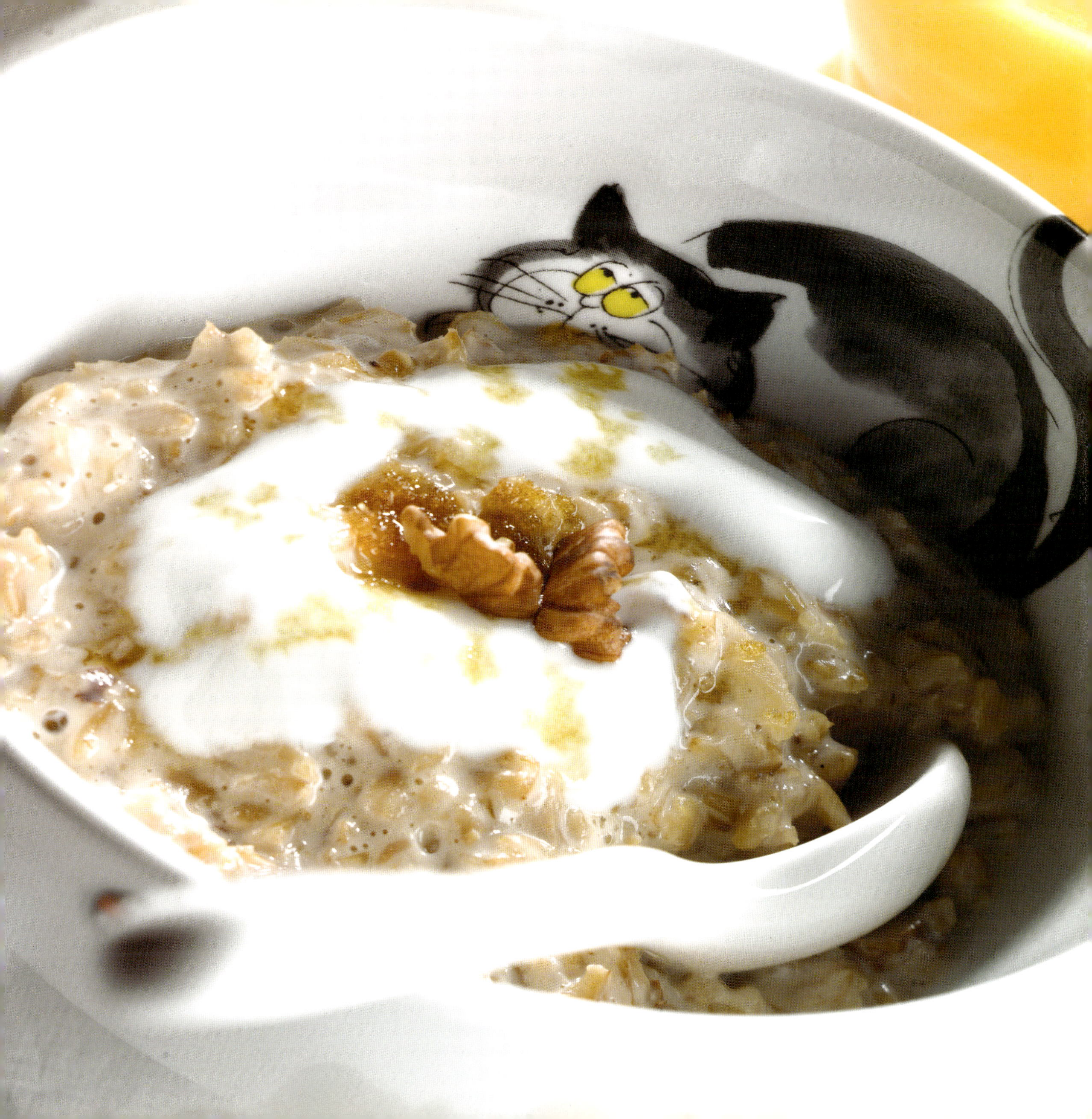

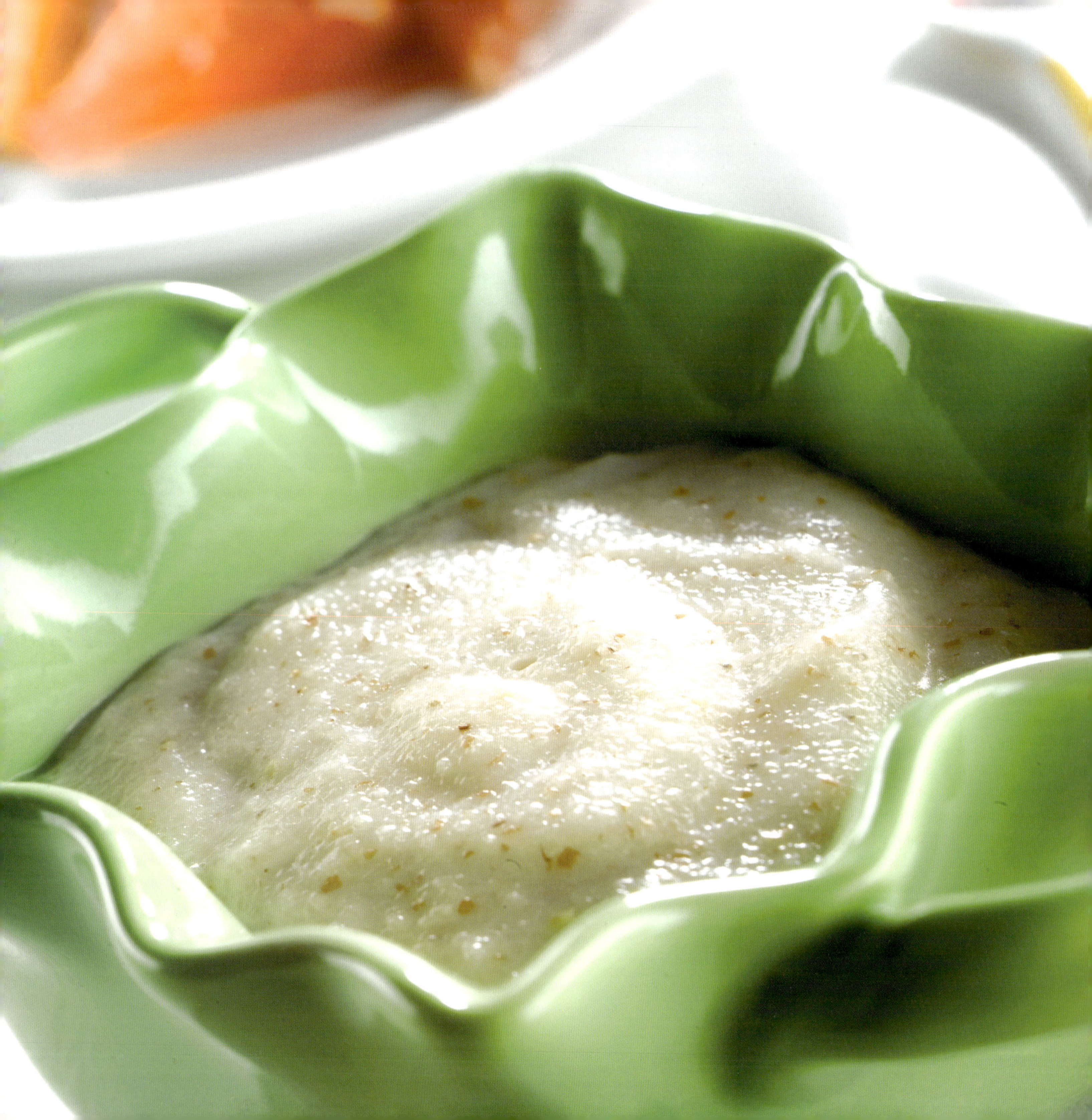

Crème
de blé

Donne 3 à 4 portions. La crème de blé est une excellente source de fer. Comme le fer de source non animale est mieux absorbé avec la vitamine C, complétez ce petit déjeuner avec un agrume ou un bon jus d'orange.

1 c. à thé	**beurre**	5 ml	1 pincée	**sel**	
2 tasses	**lait**	500 ml	1/4 c. à thé	**extrait de vanille**	1 ml
1 tasse	**crème de blé**	250 ml	3 c. à soupe	**miel**	45 ml

Dans une petite casserole, faire fondre le beurre et chauffer le lait à feu moyen.

Ajouter la crème de blé, le sel et l'extrait de vanille. Remuer et incorporer le miel. Laisser mijoter à feu doux 4 à 5 minutes. Servir aussitôt.

Note : La crème de riz et la crème de blé se trouvent dans la plupart des magasins d'aliments naturels. On y vend aussi de la crème d'orge et de sarrasin.

Crème
de riz

Donne 3 à 4 portions.

1 c. à thé	**beurre**	5 ml	1 pincée	**sel**	
2 tasses	**lait**	500 ml	3 c. à soupe	**sirop d'érable**	45 ml
1 tasse	**crème de riz**	250 ml	1/4 tasse	**yogourt nature**	60 ml

Dans une petite casserole, faire fondre le beurre et chauffer le lait à feu moyen.

Ajouter la crème de riz et le sel. Remuer et incorporer le sirop d'érable. Laisser mijoter à feu doux 4 à 5 minutes.

Laisser reposer quelques minutes, ajouter le yogourt et remuer vigoureusement.

Crème
à la banane

Donne 2 portions. Vaguement inspirée de la crème Budwig, cette crème à la banane est un petit déjeuner complet qui fera tenir les enfants jusqu'au dîner. Les graines de lin sont une excellente source d'oméga-3.

1/2 tasse	**gruau** à cuisson rapide	125 ml
1/4 tasse	**graines de tournesol**, non salées	60 ml
1/8 tasse	**graines de lin**	30 ml
1	**banane**	1
1/3 tasse	**jus de pamplemousse**	80 ml
1/4 tasse	**yogourt nature**	60 ml
3	**dattes fraîches**	3

Moudre le gruau, les graines de tournesol et les graines de lin à l'aide d'un moulin à café.

Dans un bol, écraser la banane à l'aide d'une fourchette. Ajouter les graines et céréales moulues ainsi que le jus de pamplemousse pressé, le yogourt et les dattes pelées et dénoyautées. Servir.

Note : Pour peler les dattes, faire chauffer 15 secondes dans l'eau au micro-ondes. La peau se décollera très facilement.

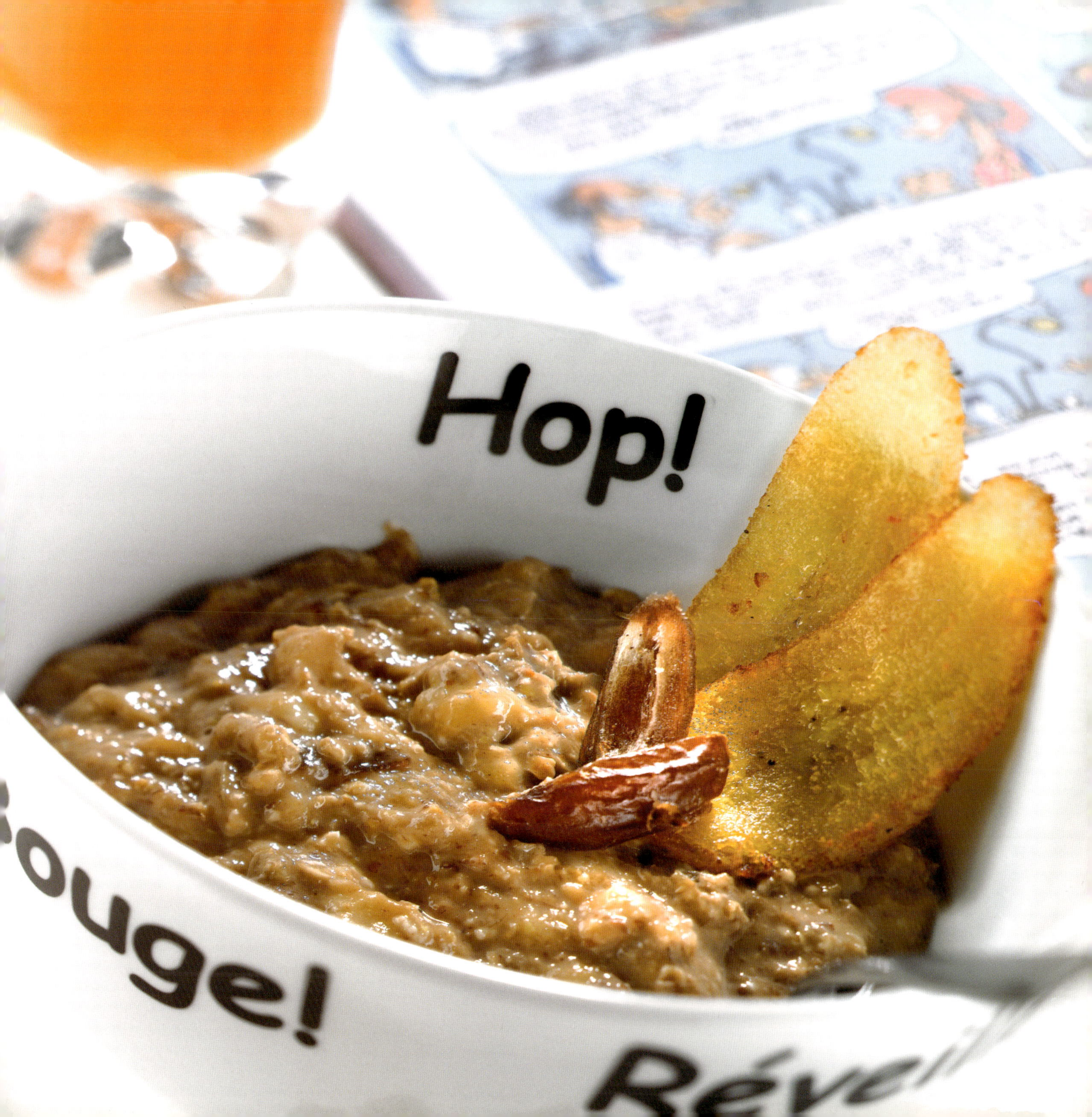
Hop!
Bouge!
Révei

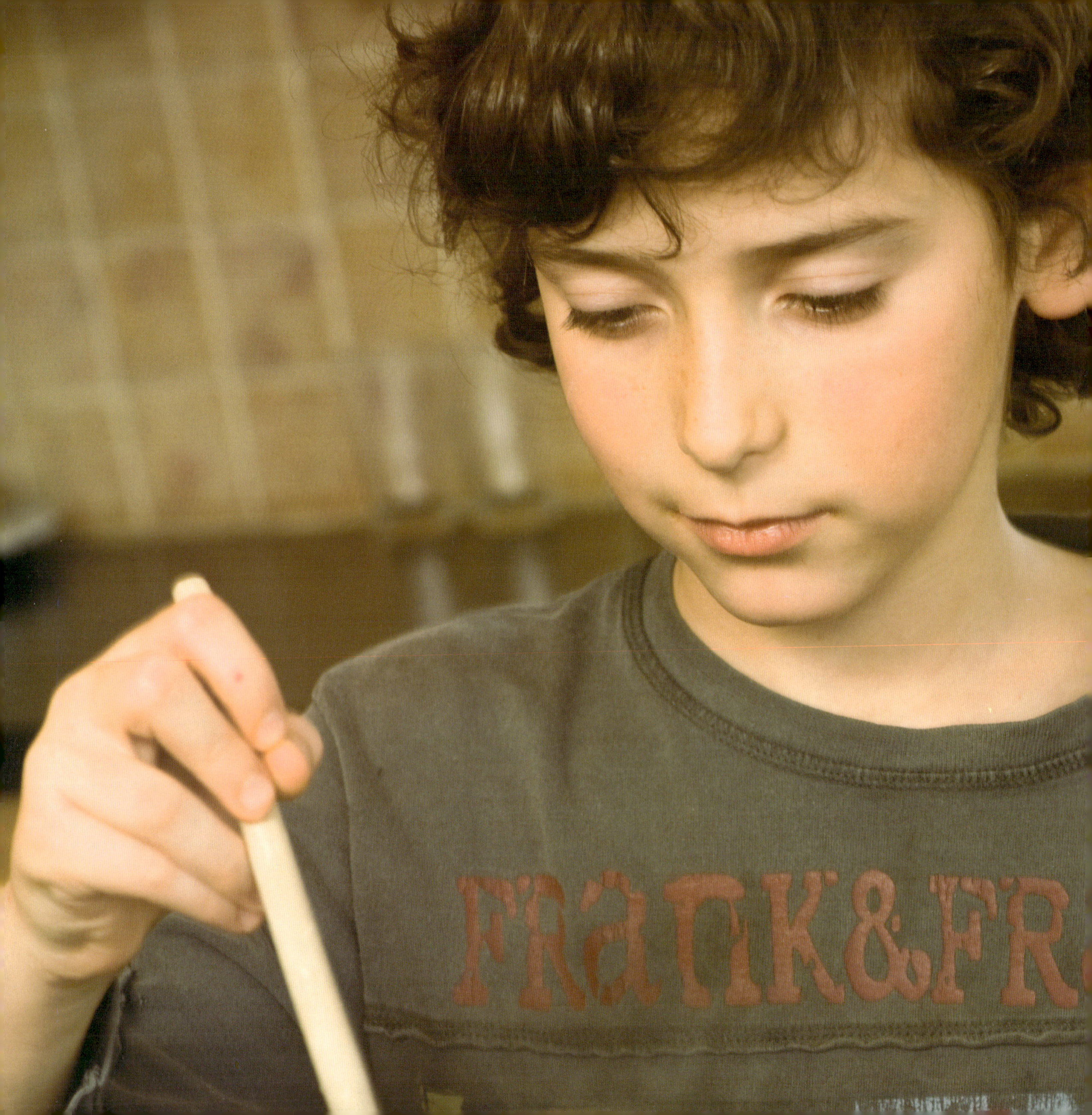
FRANK&FR

Gaufres
aux dattes

Donne 6 gaufres. Pour cette recette, on utilise des dattes fraîches. Elles sont vendues en boîte dans plusieurs fruiteries et magasins d'aliments naturels. Pour une texture encore plus onctueuse, prenez le temps d'enlever la peau des dattes. On y arrive, comme par magie, en faisant chauffer les dattes dans l'eau 15 secondes au micro-ondes.

5	**dattes fraîches**	5
1 c. à thé	**beurre**	5 ml
1/8 tasse	**eau**	30 ml
1/2 tasse	**farine de blé entier**	125 ml
1/2 tasse	**farine de kamut**	125 ml
1 c. à thé	**poudre à pâte**	5 ml
1 tasse	**lait**	250 ml
2	**œufs**	2
1/2 c. à thé	**essence de vanille**	2,5 ml
	beurre	

Peler les dattes, les dénoyauter et les déposer dans un petit bol avec le beurre et l'eau. Faire chauffer au micro-ondes 45 secondes. Remuer à l'aide d'une cuillère.

Dans un bol, mélanger la farine de blé entier, la farine de kamut et la poudre à pâte. Ajouter le lait, les œufs, la vanille et le mélange aux dattes. Remuer jusqu'à l'obtention d'une texture lisse.

Badigeonner le gaufrier de beurre fondu. Faire cuire les gaufres. Servir avec un soupçon de yogourt au citron.

Yogourt
au citron

2 tasses	**yogourt nature**	500 ml
1 c. à soupe	**miel**	15 ml
2 c. à thé	**zeste de citron**	10 ml

Dans un bol, laisser égoutter le yogourt à travers un filtre de café pendant 1 heure. Jeter le liquide.

Mélanger le yogourt avec le miel et le zeste de citron. Bien remuer et servir. Ce yogourt se déguste très bien nature ou avec des fruits frais. Vous pouvez aussi lui ajouter une poignée de noix ou de müesli.

Mini-crêpes

Donne 6 à 8 petites crêpes. On appelle aussi le sarrasin blé noir. La farine de sarrasin se marie bien avec une autre farine. Elle est aussi l'une des plus riches en protéines.

1/2 tasse	**farine de blé entier**	125 ml
1/2 tasse	**farine de sarrasin**	125 ml
1 c. à thé	**poudre à pâte**	5 ml
2	**œufs**	2
1 tasse	**lait**	250 ml
	beurre	

Dans un bol, mélanger la farine de blé entier, la farine de sarrasin et la poudre à pâte. Incorporer les œufs et le lait. Remuer jusqu'à l'obtention d'une texture lisse.

Dans une petite poêle, faire cuire les crêpes en petites portions dans un peu de beurre fondu. Il est aussi possible de faire de plus grandes crêpes et de les découper avec un l'emporte-pièce.

Servir avec du sirop d'érable et des fruits frais.

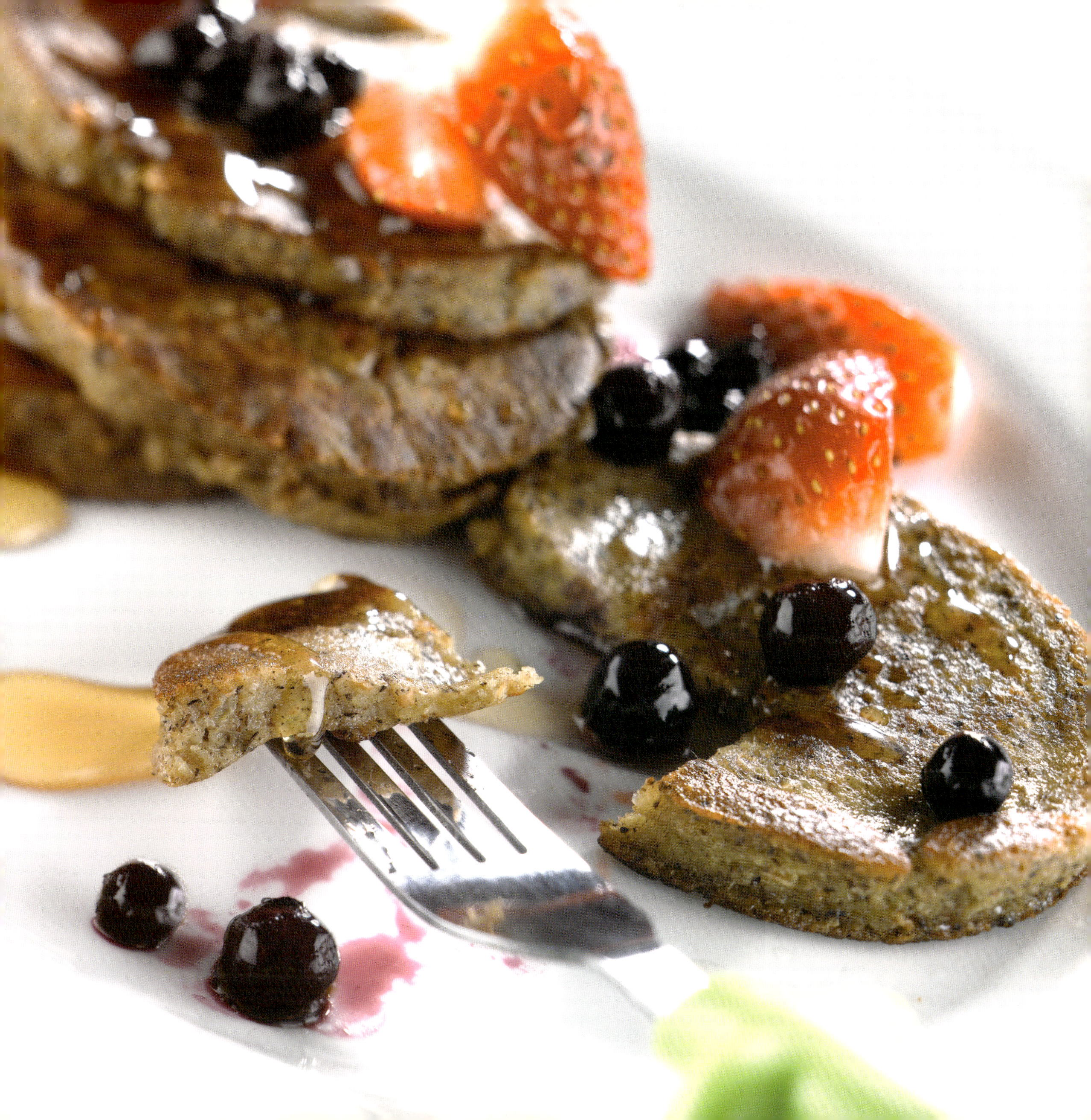

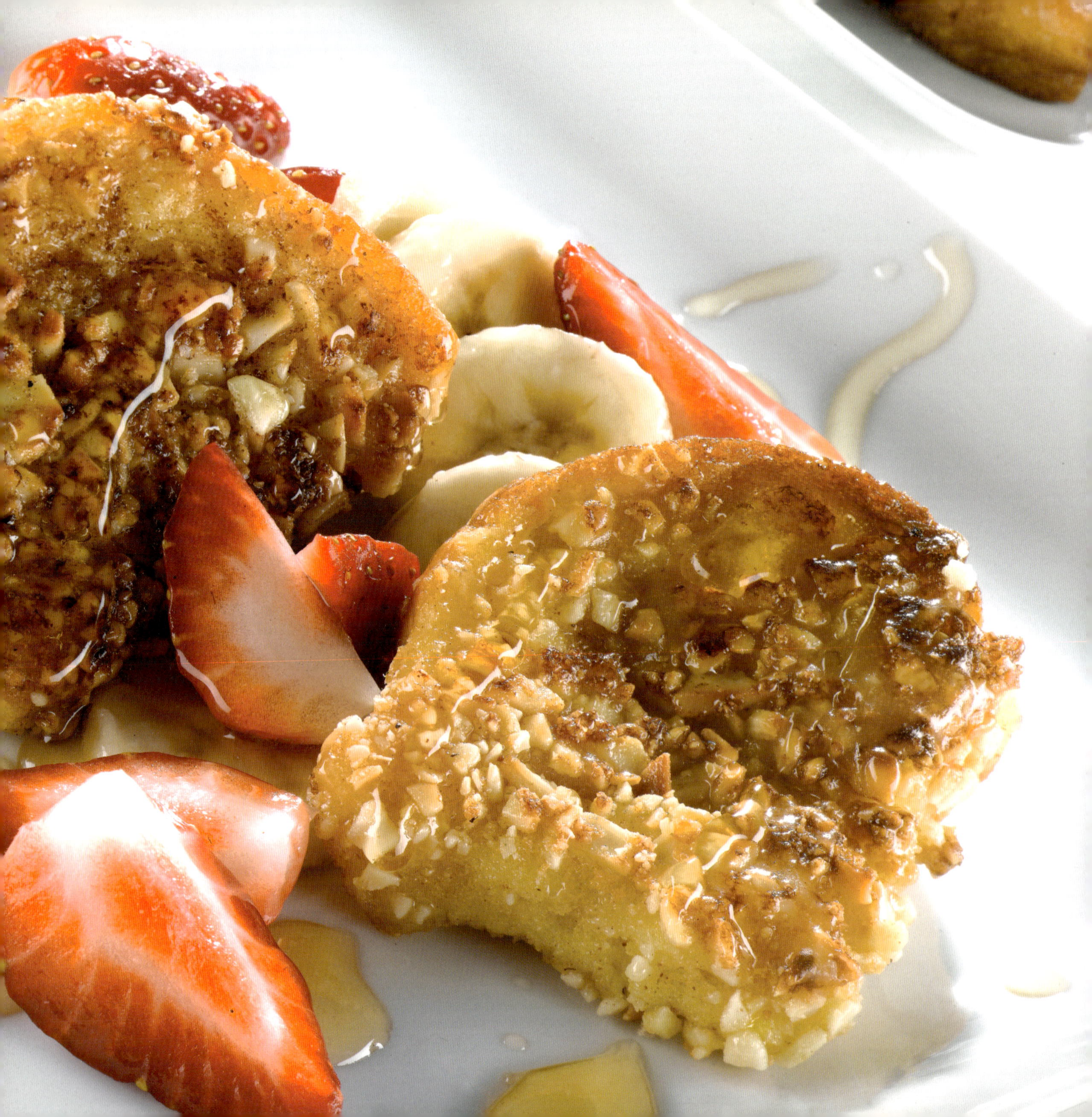

Pain doré
aux amandes

Donne 5 à 6 tranches de pain doré. Garnir le pain doré de sirop d'érable et de fruits frais. Les amandes sont une excellente source de calcium.

1	**œuf**	1
1/2 tasse	**lait**	125 ml
1 pincée	**muscade**	
1 pincée	**cannelle**	
1/2 tasse	**amandes**, effilées	125 ml
5-6 tranches	**pain**	
	beurre	

Dans un plat peu profond, battre l'œuf et le lait avec une bonne pincée de muscade et de cannelle.

Hacher les amandes en petits morceaux.

Tremper chacune des tranches de pain dans le mélange liquide et les enrober d'amandes.

Dans une poêle, faire cuire le pain doré à feu moyen dans un peu de beurre fondu.

Pain doré au cacao

Pour donner une couleur différente à votre pain doré du matin.

1	**œuf**	1
1/2 tasse	**lait**	125 ml
1 pincée	**muscade**	
1 c. à soupe	**cacao**	15 ml
1 c. à soupe	**sucre**	15 ml
5-6 tranches	**pain**	
	beurre	

Dans un plat peu profond, battre l'œuf et le lait avec une bonne pincée de muscade. Ajouter le cacao et le sucre. Battre à nouveau. Tremper chacune des tranches de pain dans le mélange. Dans une poêle, faire cuire le pain doré à feu moyen dans un peu de beurre fondu.

Müesli

C'est une de mes recettes préférées. Une recette riche avec de bons glucides dans les fruits séchés et de bonnes protéines dans les noix. Une bombe pour commencer la journée. Servir nature, avec du lait ou du yogourt.

3 tasses	**flocons d'avoine**, non cuits	750 ml
1 tasse	**germe de blé**	250 ml
3/4 tasse	**noix de coco**, non sucrée	180 ml
1/2 tasse	**pacanes**, hachées	125 ml
1/2 tasse	**graines de citrouille**	125 ml
1/2 tasse	**graines de tournesol**, salées	125 ml
1/3 tasse	**graines de sésame**	80 ml
1/3 tasse	**amandes**, tranchées	80 ml
1/3 tasse	**noix de pin**	80 ml
1 c. à thé	**cannelle**	5 ml
1/3 tasse	**huile d'olive**	80 ml
1/4 tasse	**miel**	60 ml
1/4 tasse	**mélasse**	60 ml
1/2 tasse	**dattes séchées**, hachées	125 ml
1/3 tasse	**canneberges séchées**	80 ml
1/3 tasse	**raisins secs**	80 ml

Sur une grande plaque ou dans un grand plat allant au four, mélanger les flocons d'avoine, le germe de blé, les noix et la cannelle.

Dans un petit chaudron, dissoudre le miel et la mélasse avec l'huile d'olive à feu moyen. Verser sur les ingrédients secs et bien mélanger. Faire dorer au four une trentaine de minutes à 350 °F (175 °C). Remuer régulièrement avec une cuillère de bois.

Laisser refroidir et ajouter les fruits séchés.

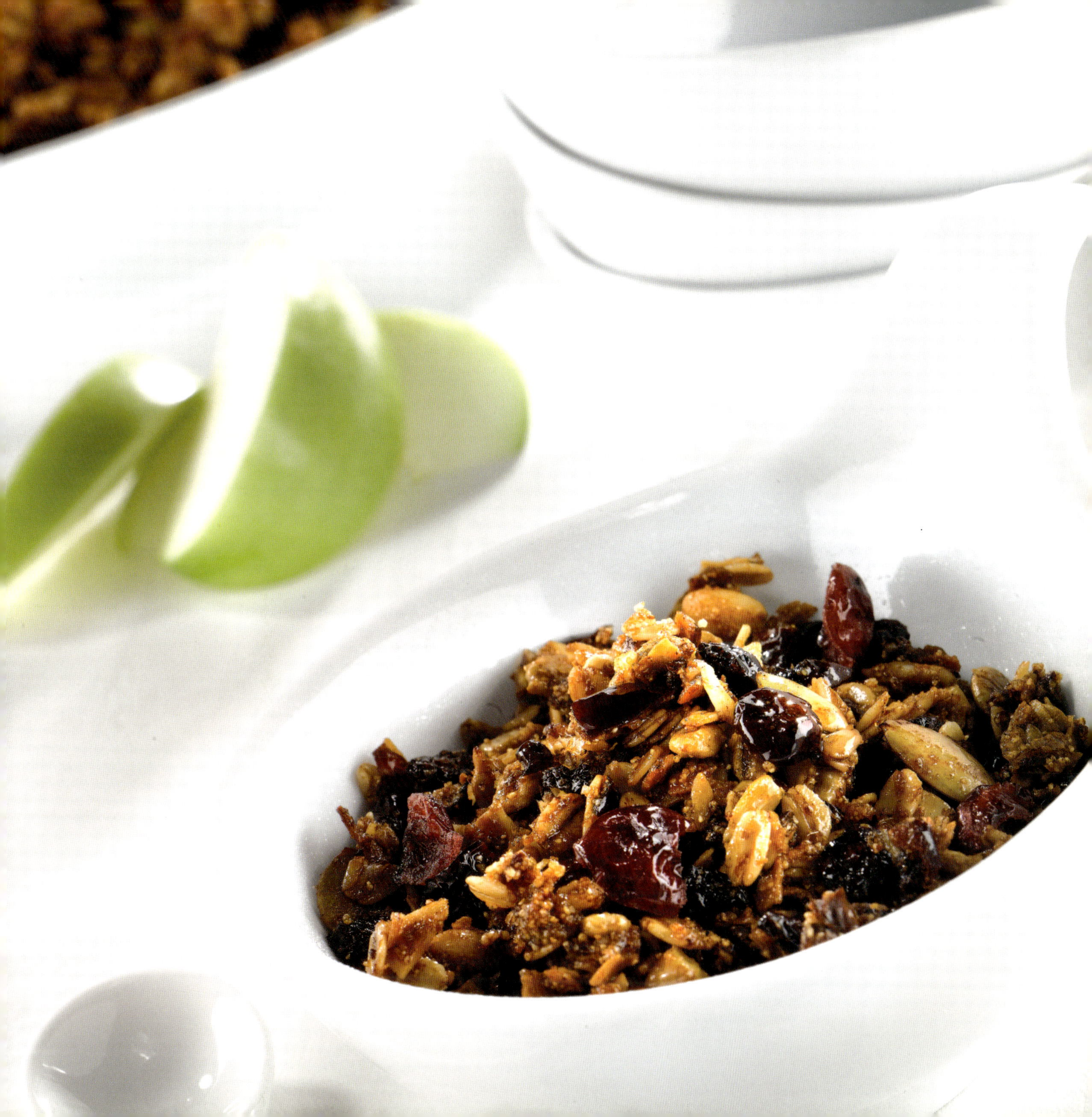

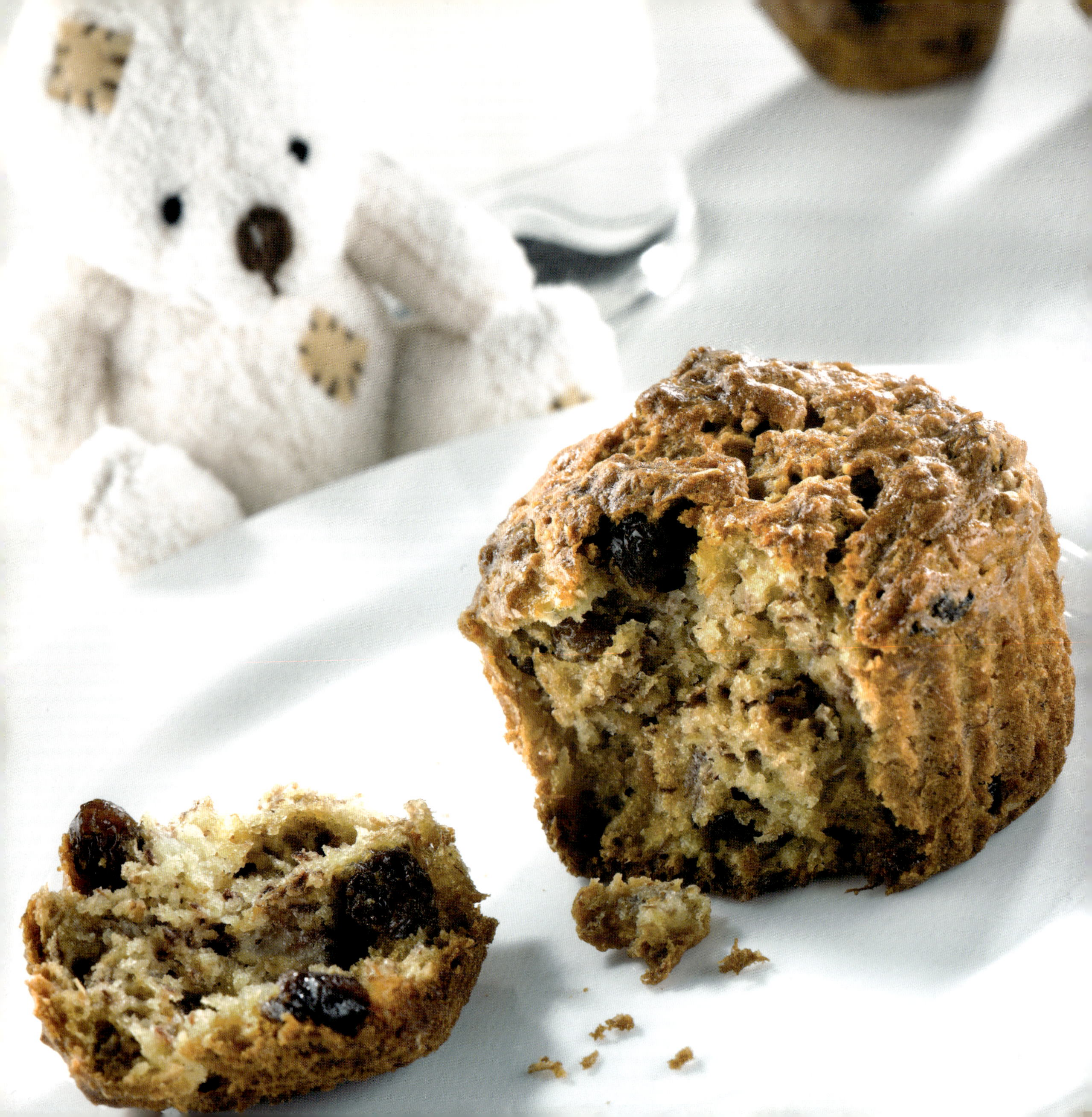

Muffins
aux bananes

Donne 12 muffins. Si vous avez des bananes très mûres, congelez-les jusqu'à leur utilisation. Si vos bananes ne sont pas très mûres, faites-les ramollir une trentaine de secondes au micro-ondes avant de les écraser à l'aide d'une fourchette.

1/4 tasse	**beurre**, ramolli	60 ml
1/4 tasse	**sucre**	60 ml
2/3 tasse	**yogourt nature**	160 ml
2	**œufs**	2
2	**bananes**, écrasées	2
1 tasse	**farine de blé entier**	250 ml
1 tasse	**farine de kamut**	250 ml
3 c. à thé	**poudre à pâte**	15 ml
1 c. à thé	**bicarbonate de soude**	5 ml
1/3 tasse	**raisins secs**	80 ml

Dans un bol, battre le beurre et le sucre. Ajouter le yogourt, les œufs et les bananes. Mélanger à nouveau.

Dans un autre bol, mélanger la farine, la poudre à pâte, le bicarbonate de soude et les raisins secs. Incorporer le mélange sec au mélange humide.

Déposer dans des moules à muffins huilés. Cuire au four 25 minutes à 350 °F (175 °C).

Muffins
aux carottes

Donne 10 à 12 muffins.

1 tasse	**farine de blé entier**	250 ml
1 tasse	**flocons d'avoine**, non cuits	250 ml
2 c. à thé	**poudre à pâte**	10 ml
1 pincée	**sel**	
1/4 tasse	**beurre**, ramolli	60 ml
1/2 tasse	**cassonade**	125 ml
3/4 tasse	**lait**	180 ml
1	**œuf**	1
1 tasse	**carottes**, râpées	250 ml
1 c. à thé	**essence de vanille**	5 ml
1/4 tasse	**noix de coco**, non sucrée	60 ml
1/4 tasse	**graines de tournesol**	60 ml
1/4 tasse	**noix de Grenoble**, hachées	60 ml

Dans un bol, mélanger la farine avec les flocons d'avoine, la poudre à pâte et le sel.

Dans un autre bol, battre le beurre et la cassonade. Ajouter le lait, l'œuf, les carottes et l'essence de vanille. Battre à nouveau. Incorporer le mélange humide au mélange sec. Ajouter la noix de coco, les graines de tournesol et les noix de Grenoble.

Déposer dans des moules à muffins huilés. Cuire au four 25 minutes à 350 °F (175 °C).

Muffins
au Son

Donne 12 muffins. Le germe de blé est riche en acides gras essentiels et en vitamine E. Conservez-le au réfrigérateur.

1 1/4 tasse	**farine de blé entier**	310 ml
3/4 tasse	**céréales de son** (de type All-Bran)	180 ml
1/2 tasse	**germe de blé**	125 ml
1 c. à thé	**poudre à pâte**	5 ml
1/2 c. à thé	**bicarbonate de soude**	2,5 ml
1 pincée	**sel**	
1 tasse	**lait**	250 ml
2 c. à thé	**jus de citron**	10 ml
1/4 tasse	**beurre**, ramolli	60 ml
1/4 tasse	**huile de tournesol**	60 ml
1	**œuf**, battu	1
1/4 tasse	**cassonade**	60 ml
1/4 tasse	**mélasse**	60 ml
1/4 tasse	**raisins secs**	60 ml
1/2 tasse	**amandes,** tranchées	125 ml

Dans un grand bol, mélanger la farine, les céréales de son, le germe de blé, la poudre à pâte, le bicarbonate de soude et le sel.

Dans une tasse, laisser agir le lait avec le jus de citron quelques minutes.

Dans un autre bol, battre le beurre, l'huile, l'œuf, la cassonade et la mélasse. Incorporer le lait. Battre à nouveau. Verser le mélange humide dans le mélange sec. Ajouter les raisins secs et les amandes.

Déposer dans des moules à muffins huilés. Cuire au four 25 minutes à 350 °F (175 °C).

Smoothie
aux fraises

Donne environ 2 tasses (500 ml).

1	**bananes**	1
8	**fraises, fraîches ou surgelées**	8
1/2 tasse	**yogourt à la vanille**	125 ml
1 c. à soupe	**sirop d'érable**	15 ml
1 1/2 tasse	**lait de soja**	375 ml

Broyer tous les ingrédients à l'aide d'un mélangeur ou d'un robot culinaire.
Ajouter du lait de soja pour une texture plus liquide.

Lait frappé aux fruits

Pour ajouter les protéines du tofu soyeux à votre boisson.

1/2 tasse	**lait**	125 ml
1 tasse	**yogourt à la vanille**	250 ml
1/2 paquet	**tofu soyeux**	250 g
1 1/2 tasse	**petits fruits surgelés**	375 ml
1 c. à soupe	**sirop d'érable**	15 ml

Broyer tous les ingrédients à l'aide d'un mélangeur ou d'un robot culinaire.

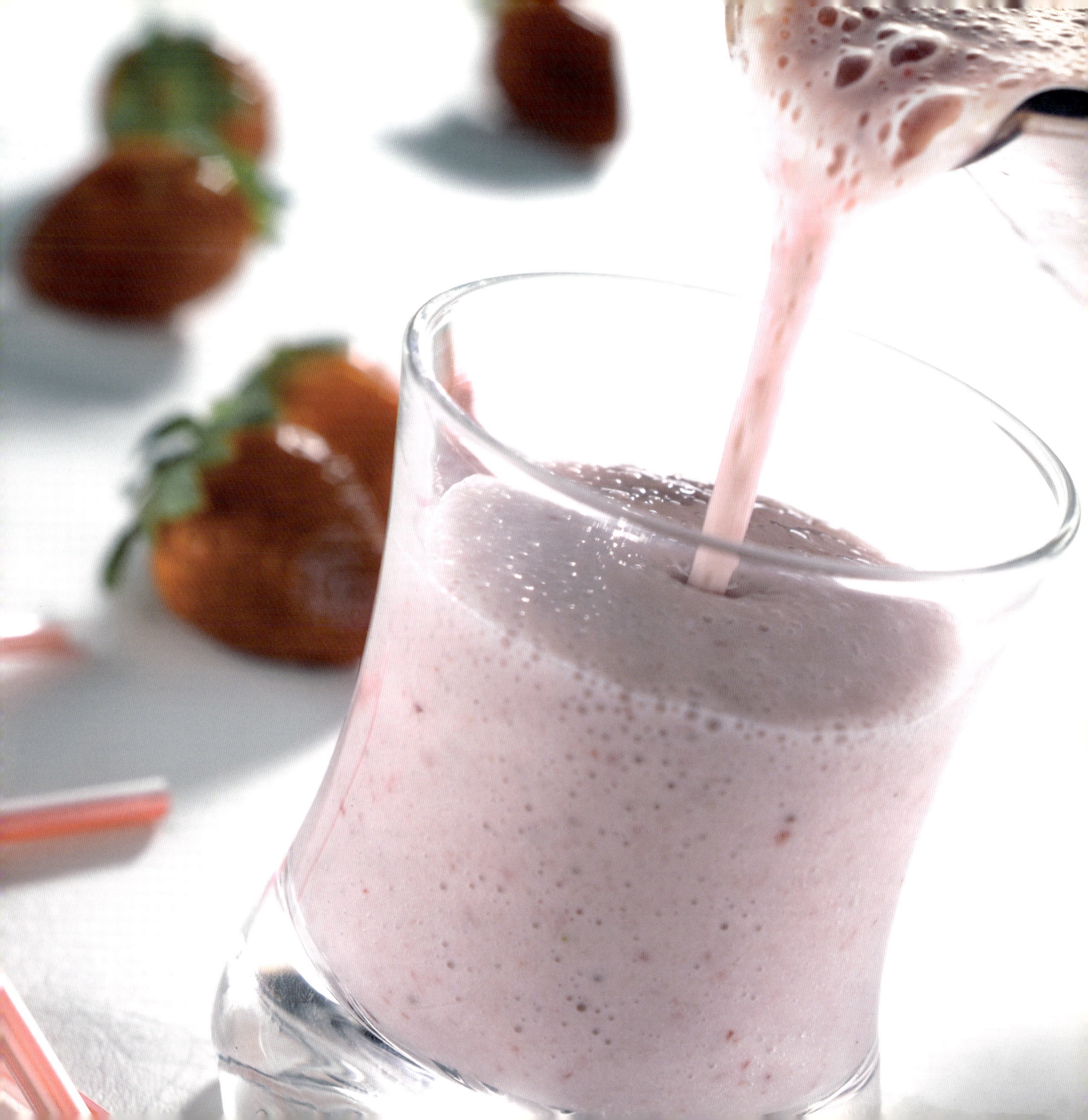

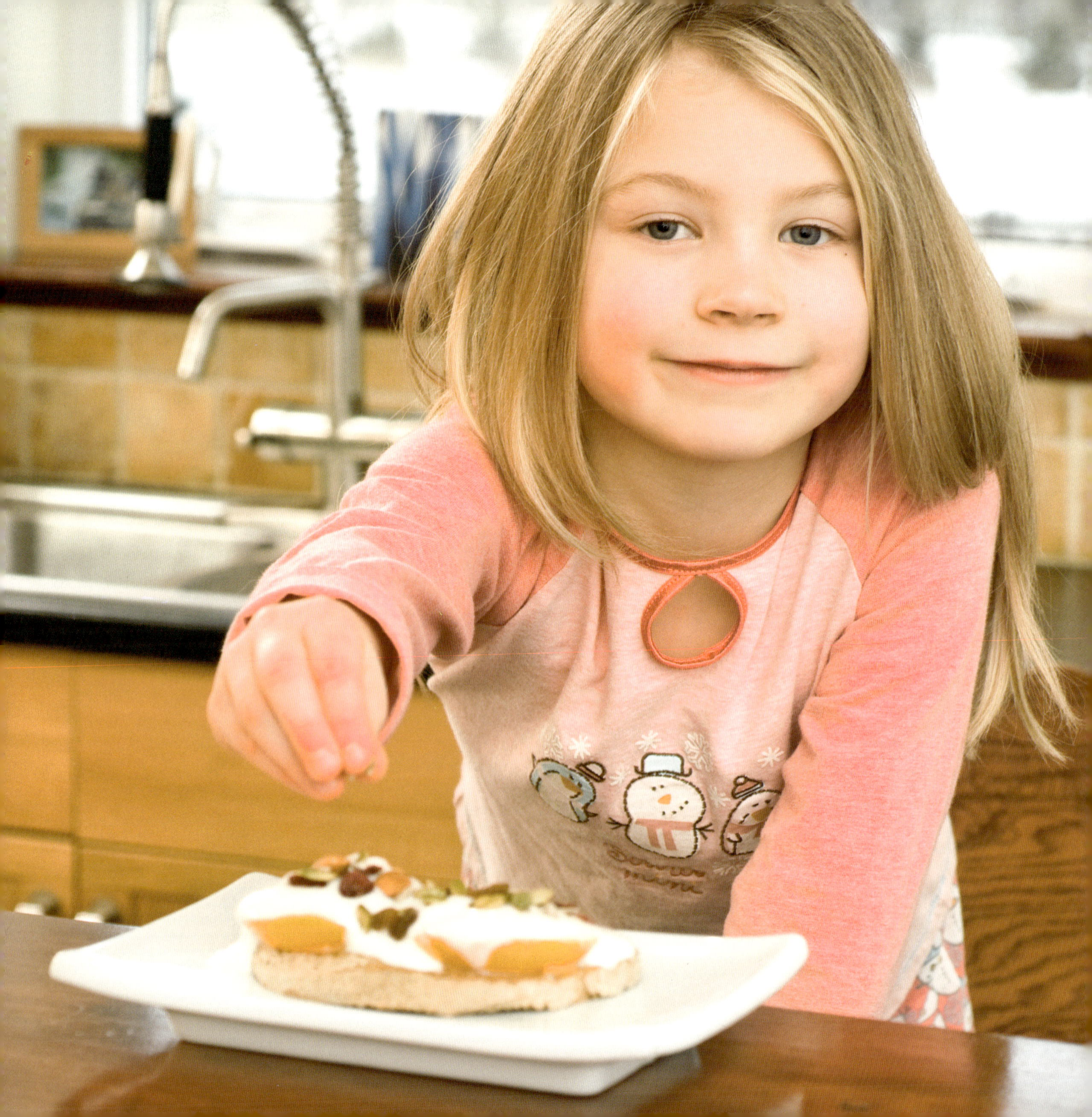

Rôties bioniques

Voici un petit déjeuner énergétique qui donnera des forces à vos enfants. Vous pouvez remplacer les pêches par des fraises ou un autre fruit juteux.

4 tranches	**pain de blé entier**	
1/4 tasse	**beurre d'arachide**	60 ml
1 tasse	**pêches**, tranchées	250 ml
1/2 tasse	**yogourt à la vanille**	125 ml
1/4 tasse	**noix mélangées**	60 ml

Faire griller le pain. Étendre du beurre d'arachide sur chacune des tranches. Déposer les pêches tranchées, le yogourt à la vanille et les noix mélangées.

Noix mélangées

Vous pouvez facilement doubler et tripler la recette.

1/4 tasse	**amandes**, grillées	60 ml
1/4 tasse	**graines de citrouille**, grillées	60 ml
1/4 tasse	**graines de tournesol**, salées	60 ml
1/4 tasse	**raisins secs**	60 ml
1/4 tasse	**canneberges séchées**	60 ml

Dans une poêle, à feu moyen, faire griller les amandes et les graines de citrouille à sec pendant quelques minutes. Dans un bol, mélanger tous les ingrédients et le tour est joué.

Tofu brouillé

Pour 4 personnes. Une recette de petit déjeuner pour remplacer les œufs brouillés. Excellent avec les petites pommes de terre au curcuma.

2 c. à soupe	**pesto**	30 ml
1/2	**oignon**, haché	1/2
1	**gousse d'ail**, émincée	1
1 bloc	**tofu**, émietté	454 g
1 c. à soupe	**sauce soja**	15 ml

Dans une poêle, à feu moyen, faire revenir l'oignon et l'ail dans le pesto pendant 2 minutes. Ajouter le tofu émietté et la sauce soja. Poursuivre la cuisson à feu doux 7 à 10 minutes. Servir.

Pommes de terre au curcuma

On parle beaucoup du curcuma depuis quelques années pour ses vertus anticancer. Mais on oublie souvent de dire que c'est une épice au goût merveilleux. Sa couleur jaune plaît beaucoup aux enfants.

4 tasses	**pommes de terre**	1 l
2 c. à soupe	**huile végétale**	30 ml
2 c. à thé	**curcuma**	10 ml
1 c. à thé	**fleur de sel**	5 ml
	poivre au goût	

Peler et couper les pommes de terre en petits dés. Les faire tremper une dizaine de minutes dans l'eau tiède. Égoutter et essorer avec un linge à vaisselle.

Déposer les pommes de terre sur une plaque à biscuits avec l'huile végétale, le curcuma, le sel et le poivre. Cuire au four à 450 °F (230 °C) pendant 40 minutes. Remuer aux dix minutes.

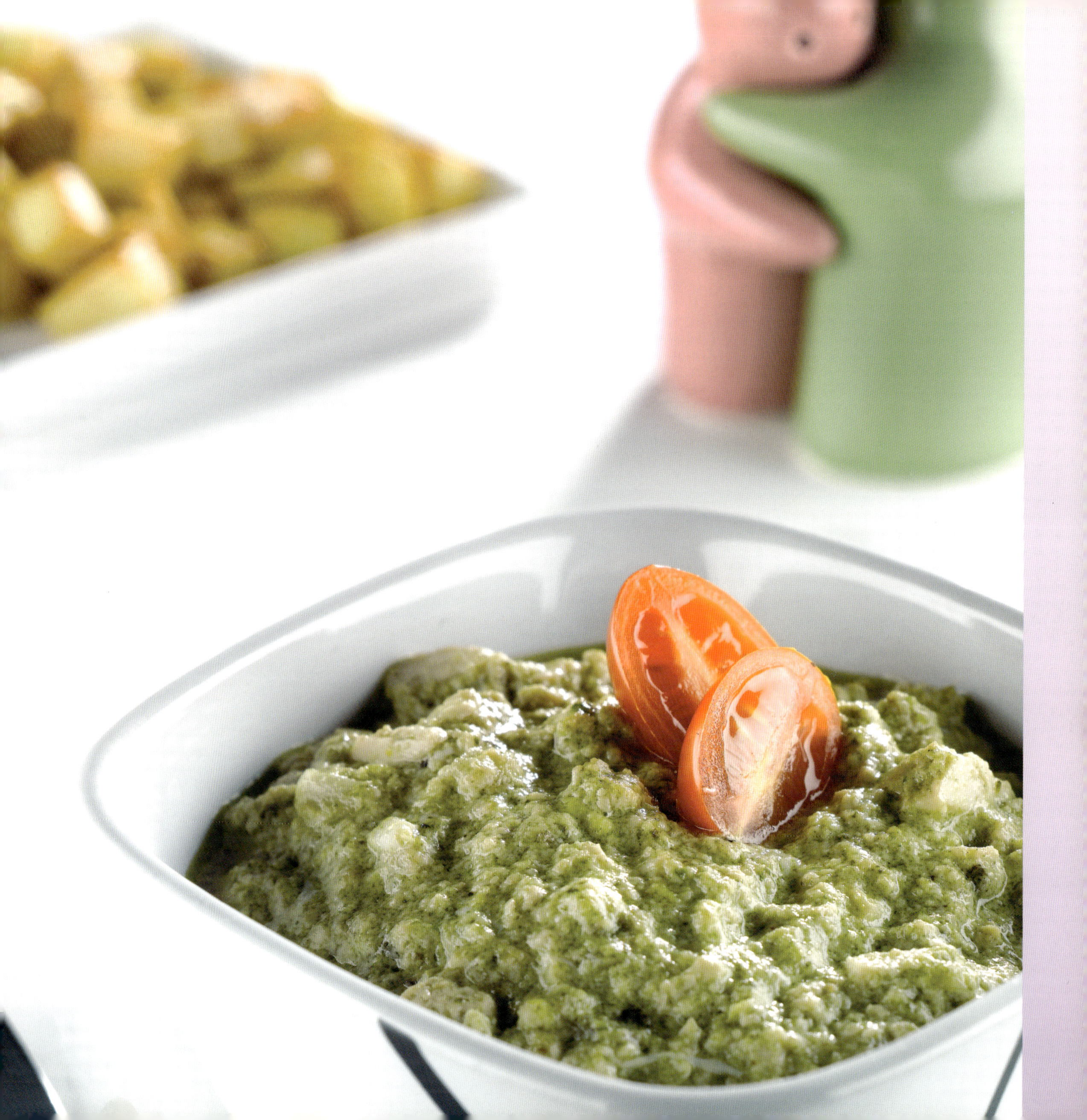

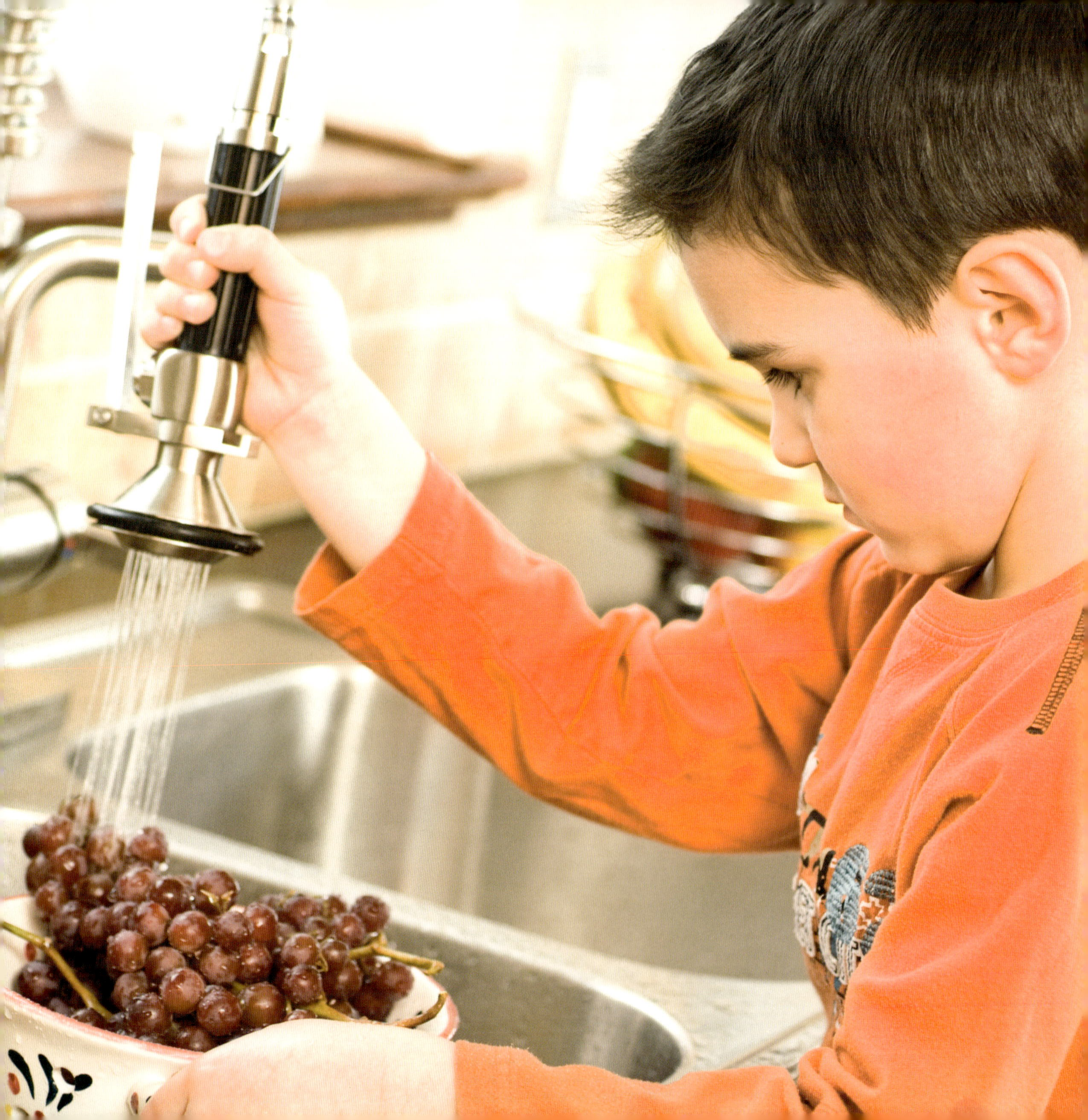

Pour la collation

Quand vient l'heure de la collation, on n'a pas de temps à perdre. On entend des cris d'impatience et on a souvent les enfants dans les jambes. Pour avoir l'esprit tranquille afin de préparer le prochain repas, voici des idées de trempettes faciles, de petites bouchées et de salades de fruits. Ajoutez-les à vos idées de yogourt, de biscottes ou de fruits séchés.

Tzatziki

D'origine grecque, le tzatziki se sert en trempette ou pour garnir vos sandwichs préférés.

1 1/2 tasse	**yogourt nature** 2 %	375 ml	1 c. à soupe	**jus de citron** pressé	15 ml
1/2	**concombre anglais**, épépiné	1/2	1 c. à soupe	**huile d'olive**	15 ml
1	**gousse d'ail**, pressée	1	1/3 tasse	**menthe fraîche**, hachée	80 ml

Déposer le yogourt dans un filtre à café, puis dans une passoire fine. Laisser égoutter 30 minutes. Jeter le liquide.

Râper le concombre épépiné, saler et laisser égoutter dans une passoire 30 minutes. Éponger par la suite avec un essuie-tout.

Dans un bol, mélanger tous les ingrédients de la trempette. Servir.

Hoummus

D'origine libanaise, le hoummus se sert avec des pointes de pain pita ou avec les légumes préférés des enfants comme la carotte, le brocoli et le poivron. Le tahini est une pâte de sésame qui se trouve maintenant partout en épicerie.

1 boîte	**pois chiches**, rincés et égouttés	540 ml	1	**gousse d'ail**	1
1/4 tasse	**jus de citron** pressé	60 ml	1 c. à soupe	**huile d'olive**	15 ml
1/4 tasse	**eau**	60 ml	1/4 c. à thé	**cumin**	1 ml
1/8 tasse	**tahini**	30 ml	1 filet	**huile de sésame grillée**	1 filet

À l'aide d'un robot culinaire, réduire les pois chiches en purée. Ajouter le reste des ingrédients. Broyer à nouveau et servir.

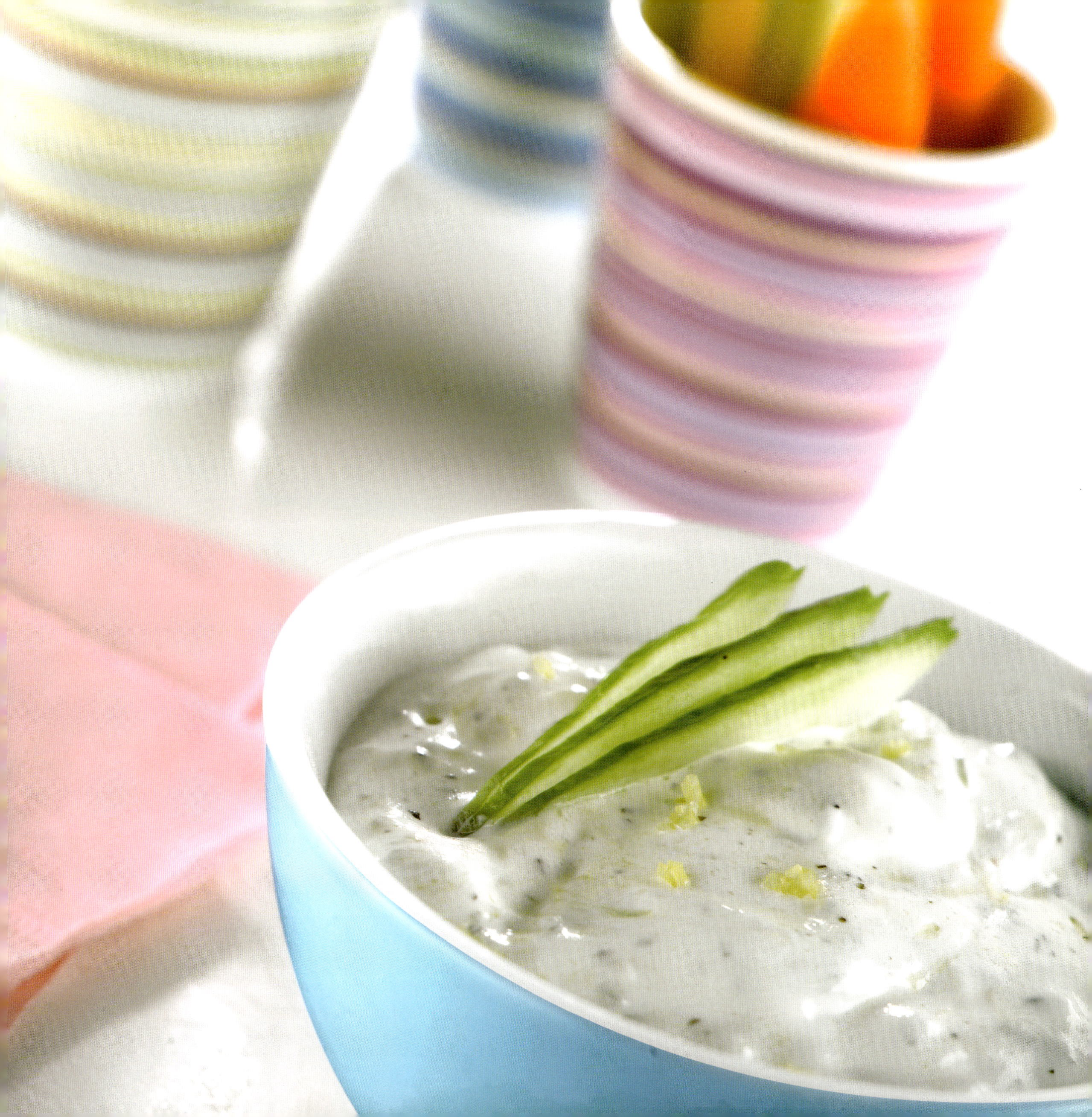

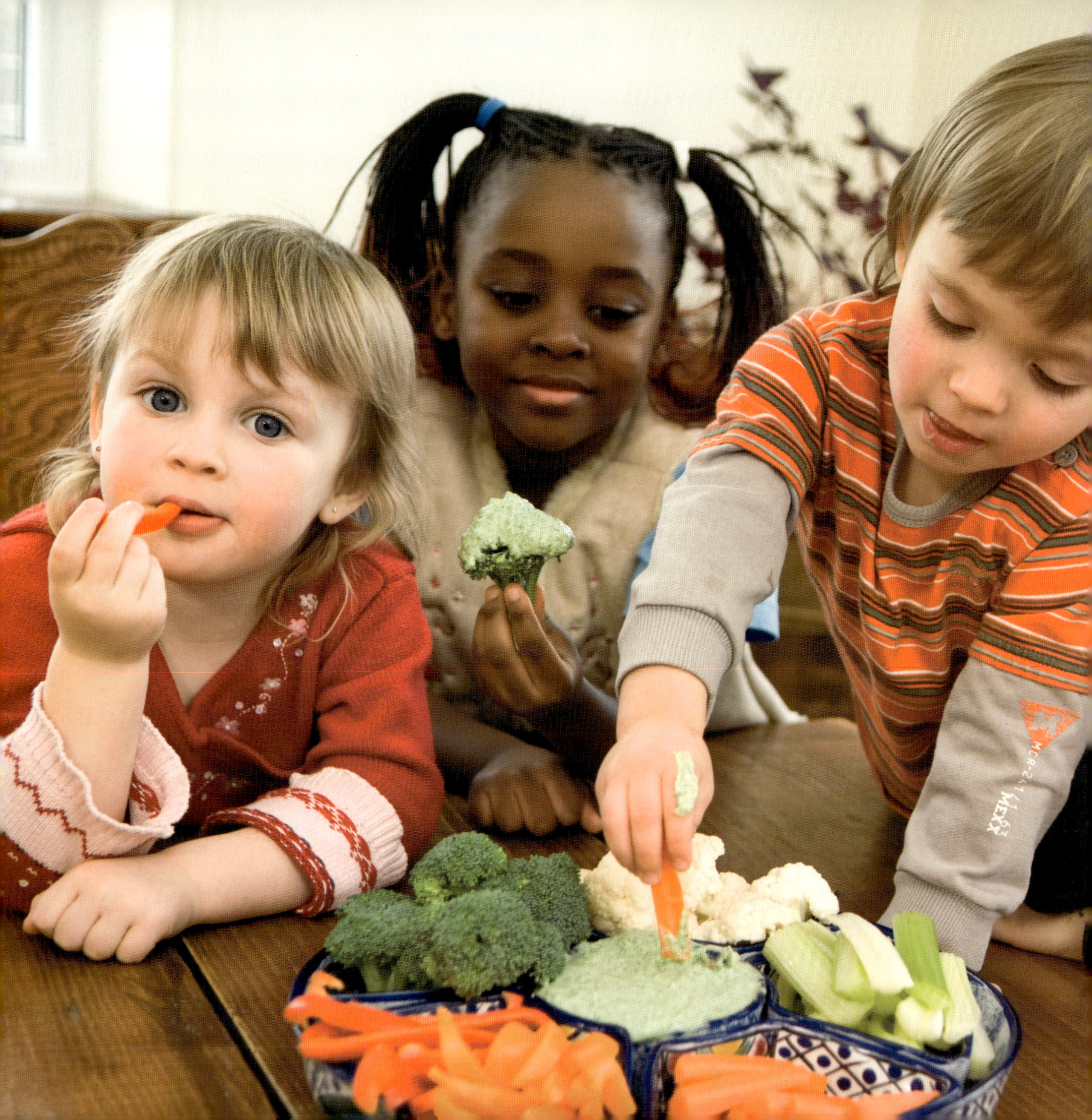

Trempette
aux épinards

L'épinard est un aliment santé qui contient des fibres et de la vitamine C. On le dit aussi très bon pour la digestion. On le surnommait, à une certaine époque, le balai de l'estomac.

2 tasses	**bébés épinards**, bien tassés	500 ml	1/8 tasse	**oignon**, haché	30 ml
1 tasse	**crème sure légère**	250 ml	1/2 c. à thé	**sel d'ail**	2,5 ml

Broyer tous les ingrédients à l'aide d'un mélangeur ou d'un robot culinaire jusqu'à l'obtention d'une texture lisse. Servir avec des légumes ou des morceaux de pain grillé.

Variante : Ajoutez quelques châtaignes d'eau hachées pour donner du croquant à votre trempette.

Trempette
salsa

La simplicité a si bon goût. Optez pour votre salsa du commerce préférée.

1/2 tasse	**crème sure légère**	125 ml
1/2 tasse	**salsa** du commerce	125 ml

Dans un bol, mélanger la crème sure et la salsa.

Servir avec des nachos ou des pointes de pain pita que vous aurez fait griller au four quelques minutes.

Tartinade
au tofu

Servir cette tartinade avec du pain baguette, des légumes ou pour garnir vos sandwichs. Le tofu est très riche en protéines. On parle du soja comme de la graine aux mille vertus.

1 bloc	**tofu ferme**	454 g	1/4 tasse	**jus de citron** pressé	60 ml
1	**carotte**	1	1 c. à soupe	**huile d'olive**	15 ml
1	**gousse d'ail**	1	1/8 tasse	**tamari**	30 ml
1/2	petit **oignon**	1/2		**sel et poivre** au goût	

Réduire tous les ingrédients en purée à l'aide d'un robot culinaire jusqu'à l'obtention d'une texture lisse. Assaisonner au goût et servir.

Guacamole
au tofu

L'avocat est une grande source de vitamine E. On relie cette vitamine à la douceur de la peau. De plus, l'avocat fait partie de la catégorie des bons gras avec des acides gras de type oméga-6.

1	**avocat**	1	1/2	**citron**, pressé	1/2
1/2 bloc	**tofu**	225 g	1 c. à thé	**huile de sésame grillée**	5 ml
1	**gousse d'ail**	1		**sel et poivre** au goût	

Réduire l'avocat et le tofu en purée à l'aide d'un robot culinaire. Ajouter l'ail, le jus de citron et l'huile de sésame. Broyer à nouveau. Assaisonner au goût.

Servir avec des nachos ou des légumes.

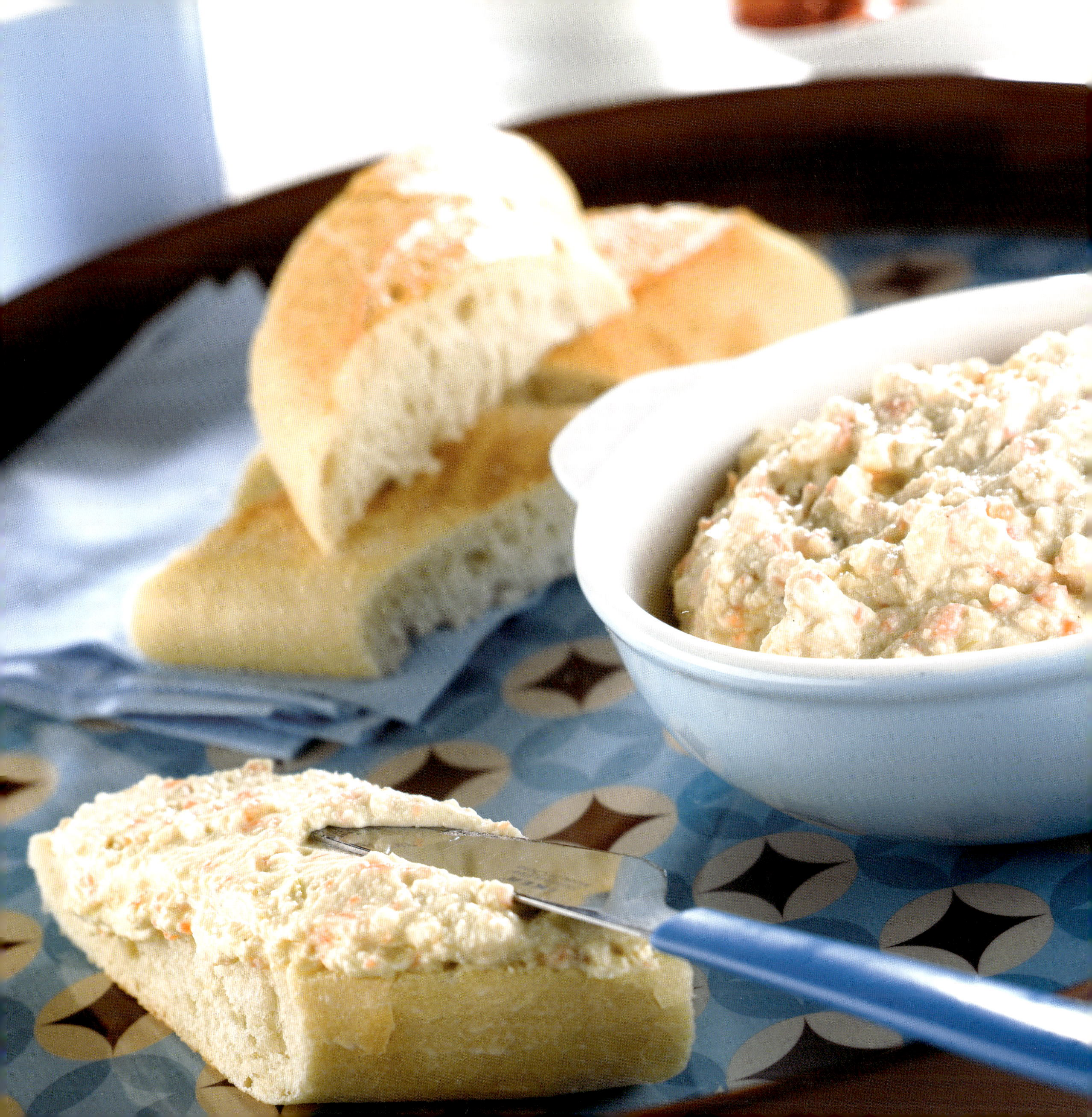

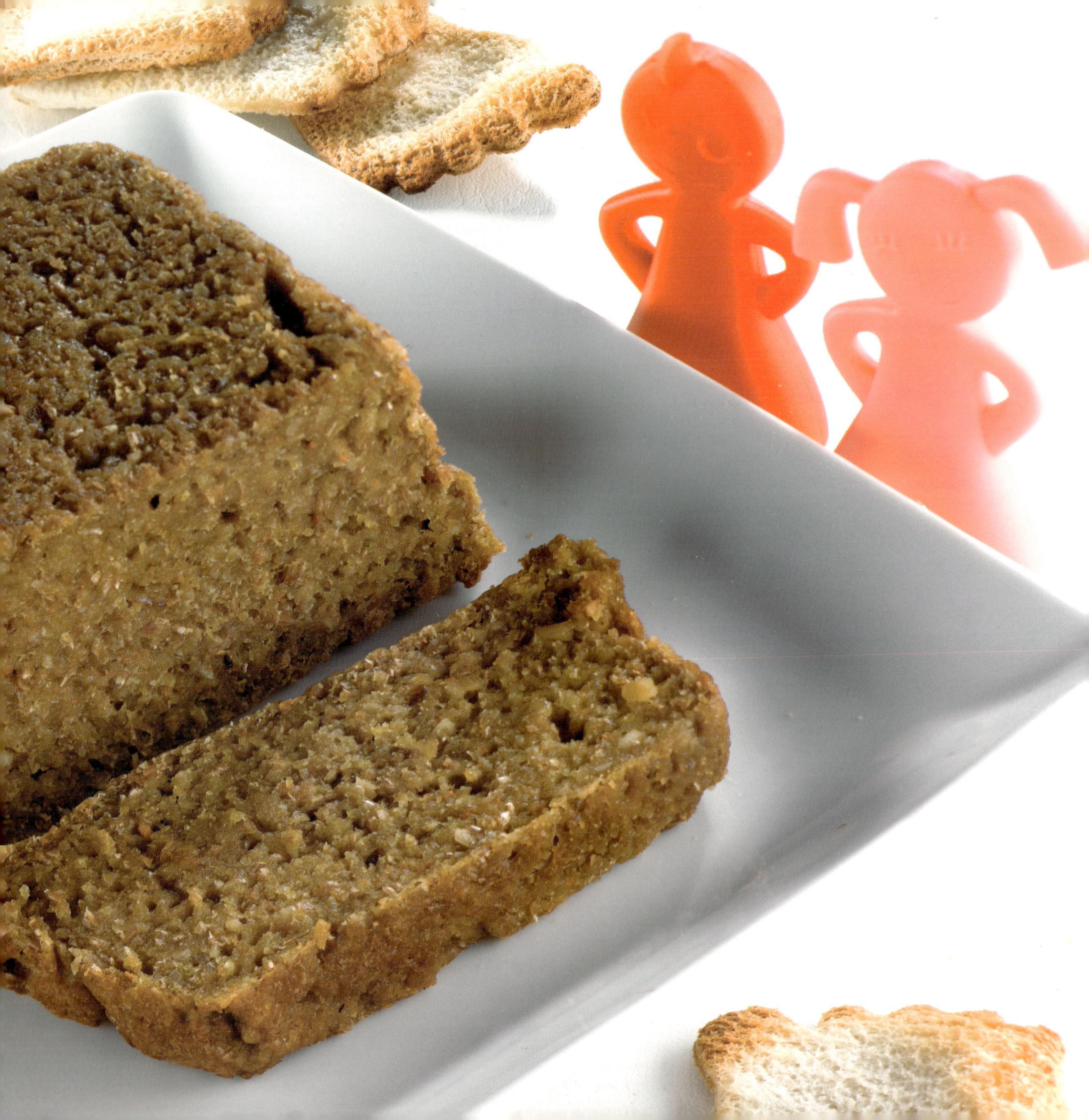

Végé pâté
au cari

Encore maman ! encore... Ce végé pâté est irrésistible ! Les noix de pin sont les noix qui contiennent le plus de protéines végétales.

1 tasse	**graines de tournesol**, non salées	250 ml
1/4 tasse	**noix de pin**, grillées	60 ml
1 tasse	**farine de blé entier**	250 ml
1	petit **oignon**	1
1	**gousse d'ail**	1
1	**pomme de terre**, pelée	1
1	**carotte**	1
1/4 tasse	**tamari**	60 ml
1/2	**citron**, pressé	1/2
1/4 tasse	**huile d'olive**	60 ml
1/4 tasse	**eau**	60 ml
1 c. à thé	**cari**	5 ml

Mélanger tous les ingrédients à l'aide d'un robot culinaire jusqu'à l'obtention d'une substance lisse.

Déposer dans un moule à pain ou un moule à gâteau huilé. Cuire 50 minutes à 350 °F (175 °C). Servir en collation avec des biscottes ou du pain baguette.

Petit pain au chèvre

Donne 12 bouchées. Le fromage de chèvre est riche en protéines et contient plus de calcium que le fromage de lait de vache.

1	**courgette** moyenne	1	1/4 tasse	**pesto**	60 ml
12 tranches	**pain baguette**	12	1/2 tasse	**fromage de chèvre** crémeux	60 g

Couper la courgette en tranches très minces dans le sens de la longueur. Couper chacune des tranches en deux pour faire 12 petites tranches au total. Déposer sur une plaque à cuisson avec un peu d'huile d'olive. Cuire au four à 500 °F (260 °C) environ 5 minutes de chaque côté. Réserver.

Trancher le pain baguette. Étendre le fromage de chèvre, déposer une tranche de courgette roulée sur chaque petit pain et ajouter le pesto.

Chauffer une dizaine de minutes au four à 350 °F (175 °C).

Variante : Les enfants raffolent aussi de pain baguette grillé sur lequel on frotte une gousse d'ail coupée en deux. On ajoute un filet d'huile d'olive et un peu de fleur de sel.

Petit pain à la tomate

Donne 12 bouchées. Recette inspirée de la bruschetta.

12 tranches	**pain baguette**	12	1 c. à soupe	**huile d'olive**	15 ml
1	**tomate**, épépinée et coupée en dés	1	5 feuilles	**basilic frais**, haché	5
1	**gousse d'ail**, émincée	1		**sel et poivre** au goût	

Dans un petit bol, mélanger la tomate, l'ail, l'huile d'olive et le basilic. Assaisonner au goût.

Trancher le pain. Faire griller quelques minutes sous le gril.

Déposer le mélange à la tomate sur le pain. Servir froid ou faire chauffer quelques minutes au four à 350 °F (175 °C).

Petit pain aux sardines

Donne 12 bouchées. La sardine possède des vertus extraordinaires. Elle est riche en calcium et contient des acides gras essentiels de type oméga-3. Difficile à croire, mais les enfants adorent cette collation.

12 tranches	**pain baguette**	12	5	**olives vertes**, coupées en morceaux	5
1 boîte	**sardines aux tomates**	1			

Dans un bol, écraser les sardines à l'aide d'une fourchette. Ajouter les olives. Trancher le pain baguette. Déposer le mélange aux sardines et servir.

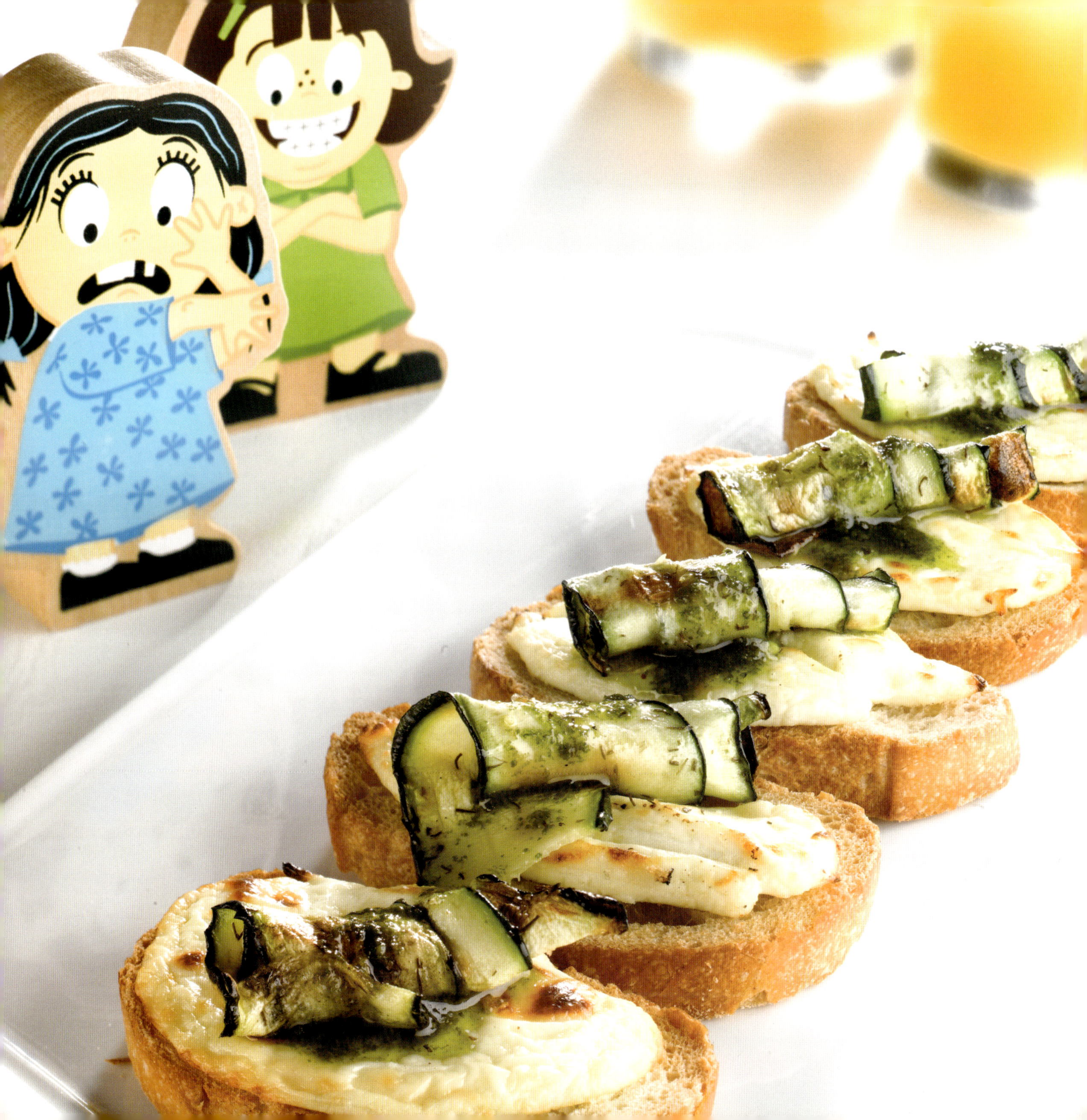

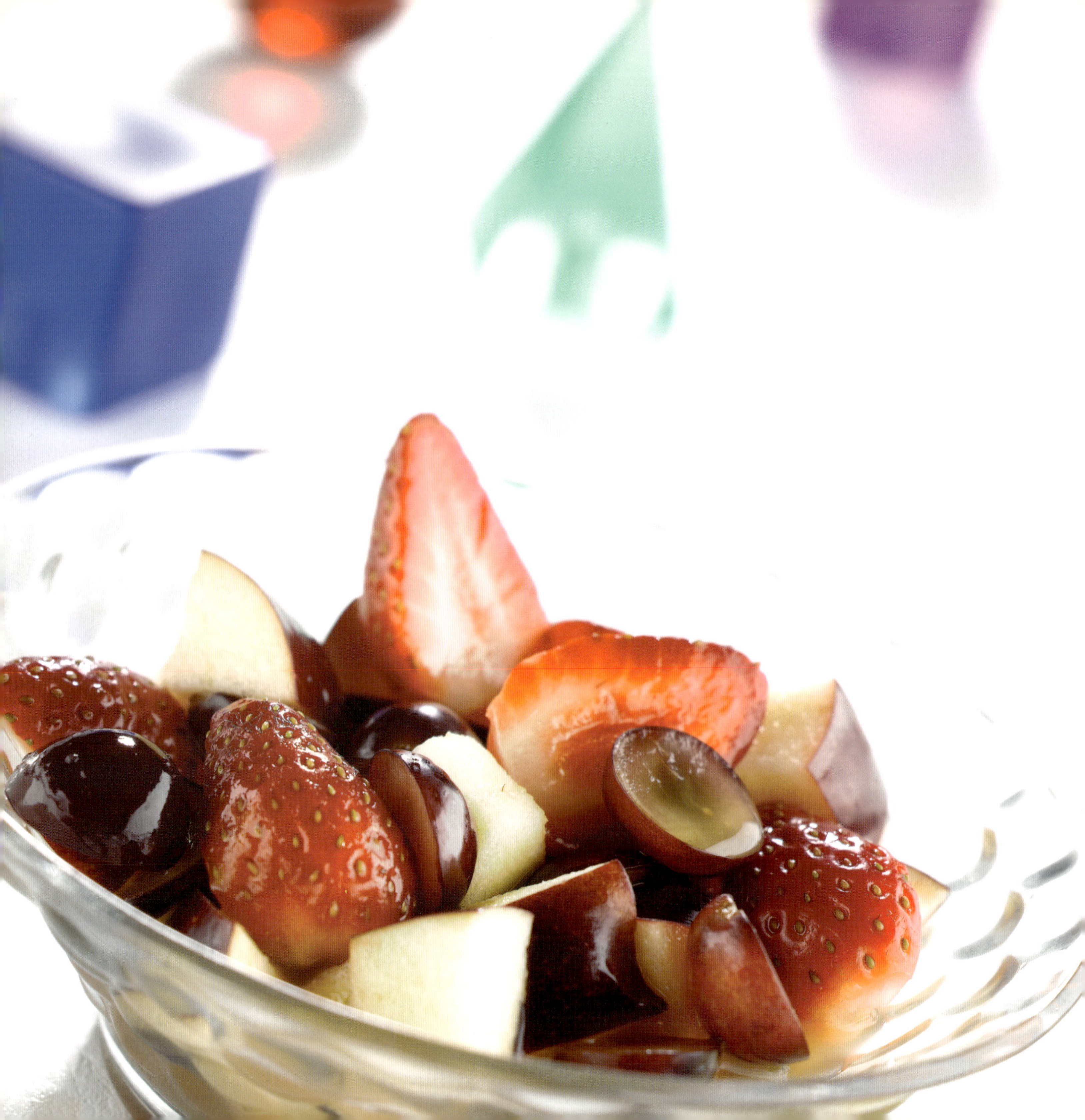

Salade
de fruits rouges

La fraise attire le regard des petits. Elle est riche en vitamine C et en bêta-carotène. Utilisez le plus possible des fraises locales juteuses et sucrées.

1 1/2 tasse	**fraises fraîches**, coupées en deux	375 ml	1	**pomme délicieuse**, coupée en dés	1
1 1/2 tasse	**raisins rouges**, coupés en deux	375 ml	1/2 tasse	**jus de pomme**	125 ml

Couper les fruits en morceaux. Déposer dans un bol avec le jus de pomme. Laisser macérer au moins 30 minutes avant de servir.

Salade
de fruits orange

Les enfants prendront goût à la mangue si elle est mélangée avec d'autres fruits. Elle contient du calcium et une bonne dose de vitamine C. Choisir les mangues à l'odeur et au toucher.

2	**pêches fraîches**, coupées en dés	2	2 c. à soupe	**jus de citron** pressé	30 ml
2	**oranges**, coupées en suprême	2	1 c. à soupe	**sirop d'érable**	15 ml
1	**mangue**, pelée et coupée en dés	1			

Couper les fruits en morceaux. Déposer dans un bol avec le jus de citron et le sirop d'érable. Laisser macérer au moins 30 minutes avant de servir.

Note : Pour couper les oranges en suprême, peler l'orange le plus près possible de la chair à l'aide d'un couteau. Ne pas laisser de petites peaux blanches. Retirer la chair en quartiers.

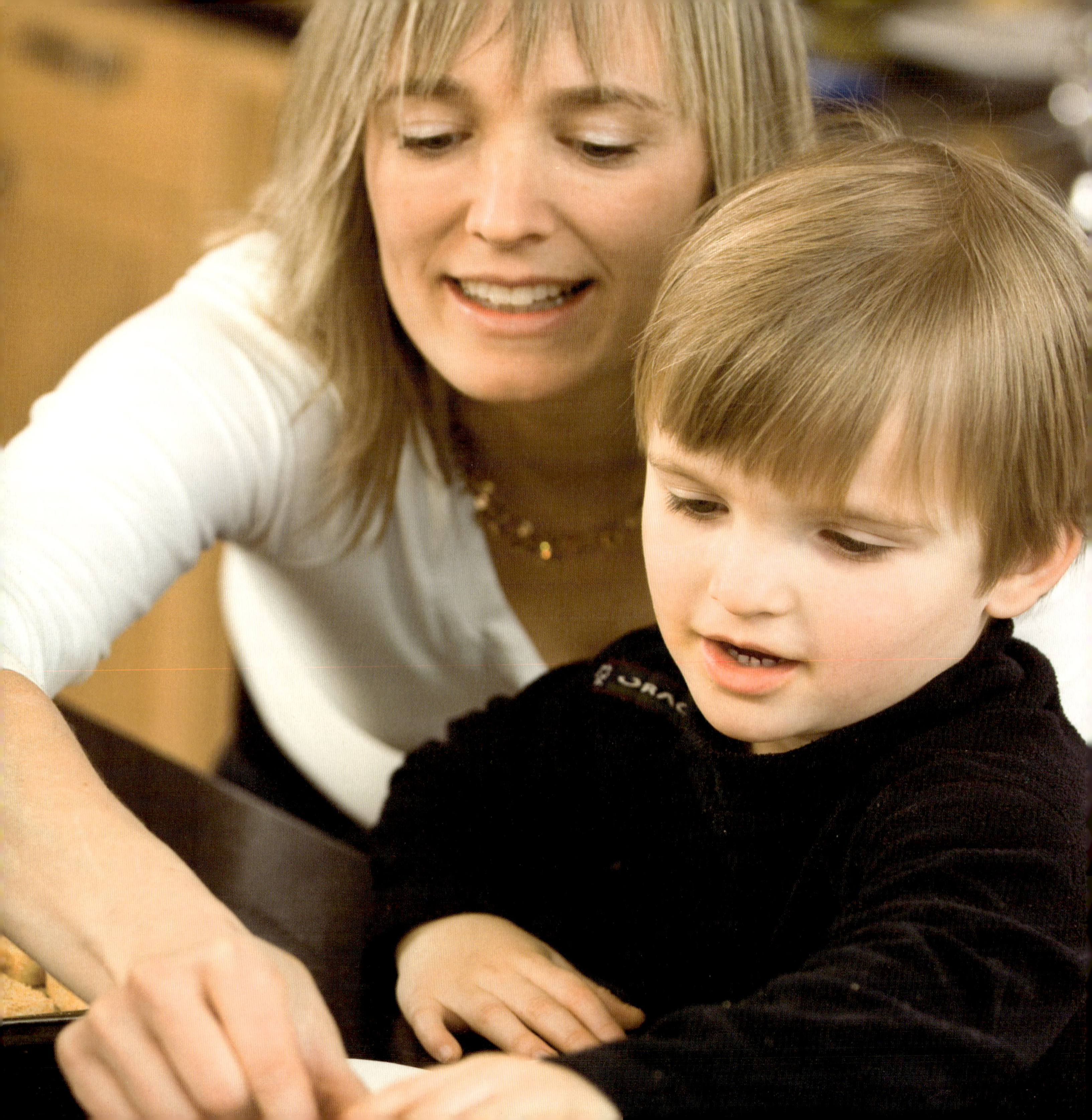

Sur le pouce

Ce chapitre s'adresse aussi bien aux enfants qui vont à l'école qu'aux petits qui sont encore à la maison. Le sandwich est un véritable passe-partout. Il se prépare en quelques minutes, se mange avec les mains et se décline de mille et une façons. Les enfants raffolent du pain. Pourquoi ne pas leur en faire découvrir un large éventail ? Variez l'allure de vos lunchs.

Mini-sandwichs
au thon

Donne 6 mini-sandwichs. Le thon est une excellente source d'acides gras oméga-3. Comme le thon en boîte est très salé, n'ajoutez pas de sel à cette recette.

1 boîte	**thon en morceaux**, égoutté	133 g
1/2 tasse	**tomate**, coupée en dés	125 ml
1/4 tasse	**concombre**, coupé en dés	60 ml
1	**oignon vert**, émincé	1
5	**olives vertes**, coupées en morceaux	5
1 c. à soupe	**mayonnaise**	15 ml
1 c. à thé	**moutarde de Dijon**	5 ml
1 c. à thé	**vinaigre balsamique**	5 ml
	pain noir russe ou **pain baguette**	
	fromage à la crème	

Dans un bol, mélanger le thon avec la tomate, le concombre, l'oignon vert et les olives. Ajouter la mayonnaise, la moutarde et le vinaigre balsamique.

Couper le pain noir russe en triangle ou trancher la baguette. Étendre du fromage à la crème et garnir du mélange au thon.

Variante : Ajoutez de la luzerne ou de la laitue fraîche à vos mini-sandwichs.

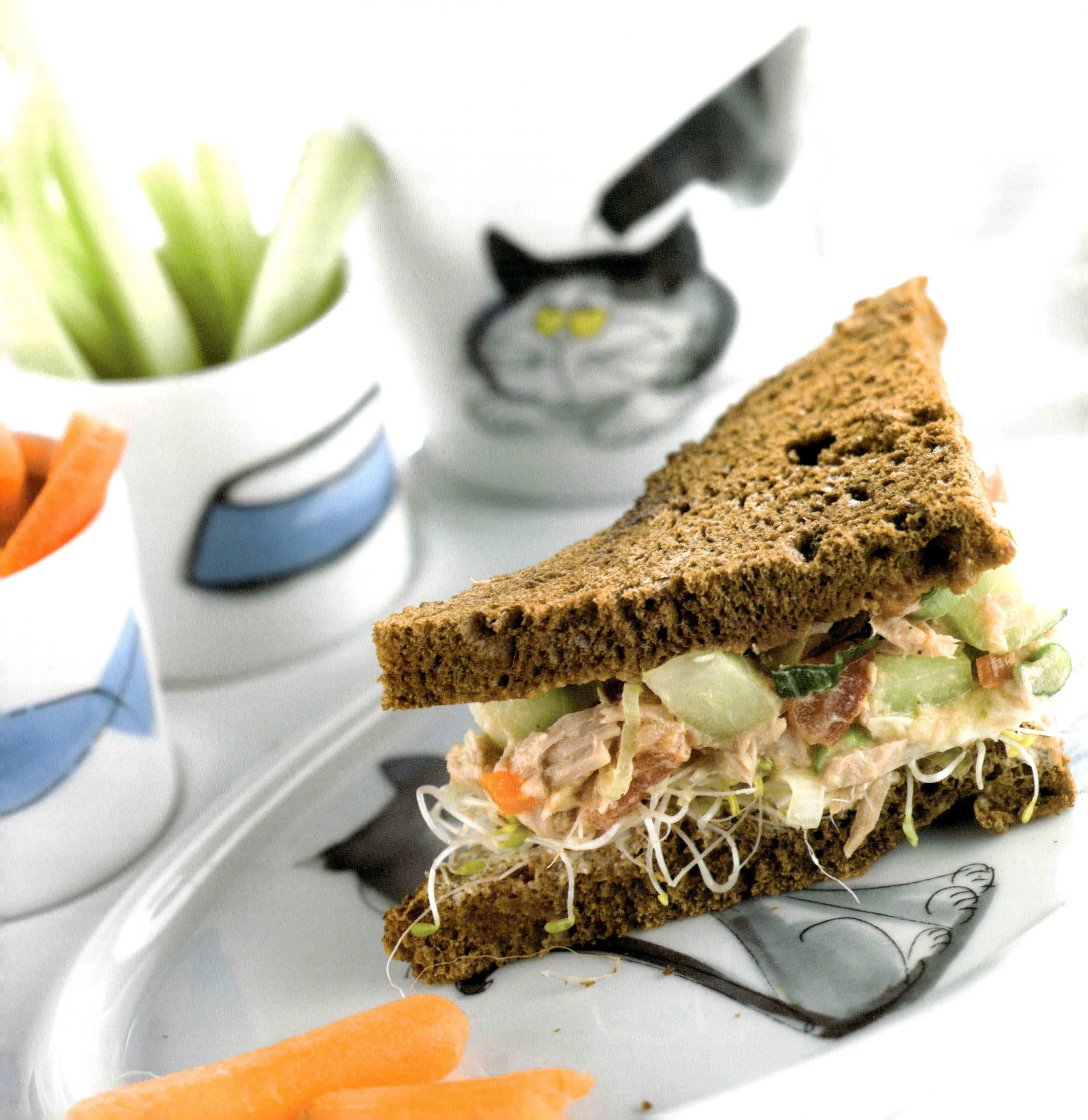

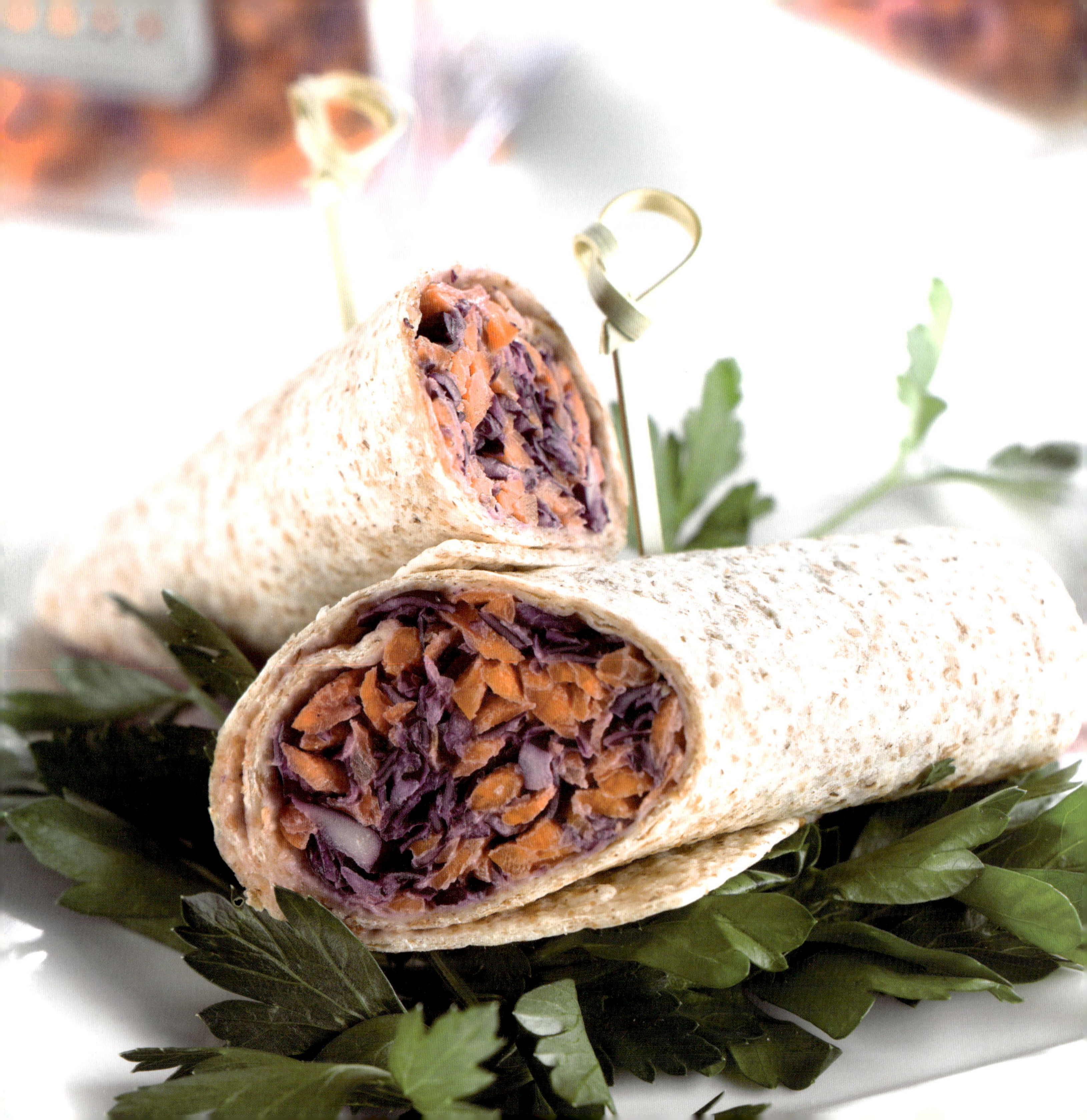

Roulés
au chou

Donne 4 roulés. La couleur du chou rouge, mêlée à celle de la carotte, mettra du piquant dans le lunch de vos enfants.

1 tasse	**chou rouge**, râpé	250 ml
1 tasse	**carotte**, râpée	250 ml
1/8 tasse	**mayonnaise**	30 ml
1/8 tasse	**yogourt**	30 ml
1 c. à thé	**miel**	5 ml
	sel et poivre au goût	
4	**tortillas**	4

Râper le chou et la carotte. Ajouter le reste des ingrédients et bien mélanger.

Garnir les tortillas et rouler.

Variante : Utilisez des petits pains à sandwich et ajoutez 1/4 tasse (60 ml) de graines de tournesol à la recette.

Roulés
au saumon

Donne 6 roulés. Ces roulés se cuisinent bien avec un reste de saumon. Le saumon renferme des oméga-3 et une bonne dose de protéines.

3	**grandes tortillas**	3
1 tasse	**saumon**, cuit	250 ml
1/8 tasse	**oignon**, haché	30 ml
1/4 tasse	**olives**, coupées en morceaux	60 ml
1/4 tasse	**concombre**, coupé en dés	60 ml
1/4 tasse	**tomate**, coupée en dés	60 ml
2 c. à thé	**moutarde de Dijon**	10 ml
2 c. à thé	**mayonnaise**	10 ml
2 c. à thé	**vinaigre de vin**	10 ml
	sel et poivre au goût	

Dans un bol, mélanger tous les ingrédients sauf les tortillas. Assaisonner au goût.

Garnir les tortillas du mélange. Couper les tortillas en deux et servir.

Variante : Vous pouvez aussi utiliser du saumon en boîte pour cette recette.

Roulés
aux herbes

Donne 6 roulés. Variez les herbes. J'aime beaucoup le mélange d'aneth, de menthe et de coriandre, mais vous pourriez aussi opter pour un mélange de ciboulette, de persil et de basilic.

1/4 tasse	**aneth frais**, haché	60 ml
1/4 tasse	**menthe fraîche**, hachée	60 ml
1/2 tasse	**coriandre fraîche**, hachée	125 ml
3/4 tasse	**hoummus**	180 ml
6	**petites tortillas**	6

Dans un bol, hacher et mélanger les herbes. Étendre du hoummus sur chacune des tortillas et garnir du mélange aux herbes. Rouler et servir.

Variante : Si vos enfants n'aiment pas les herbes, remplacez-les par des bouquets de brocoli cuit ou des bâtonnets de carottes cuites.

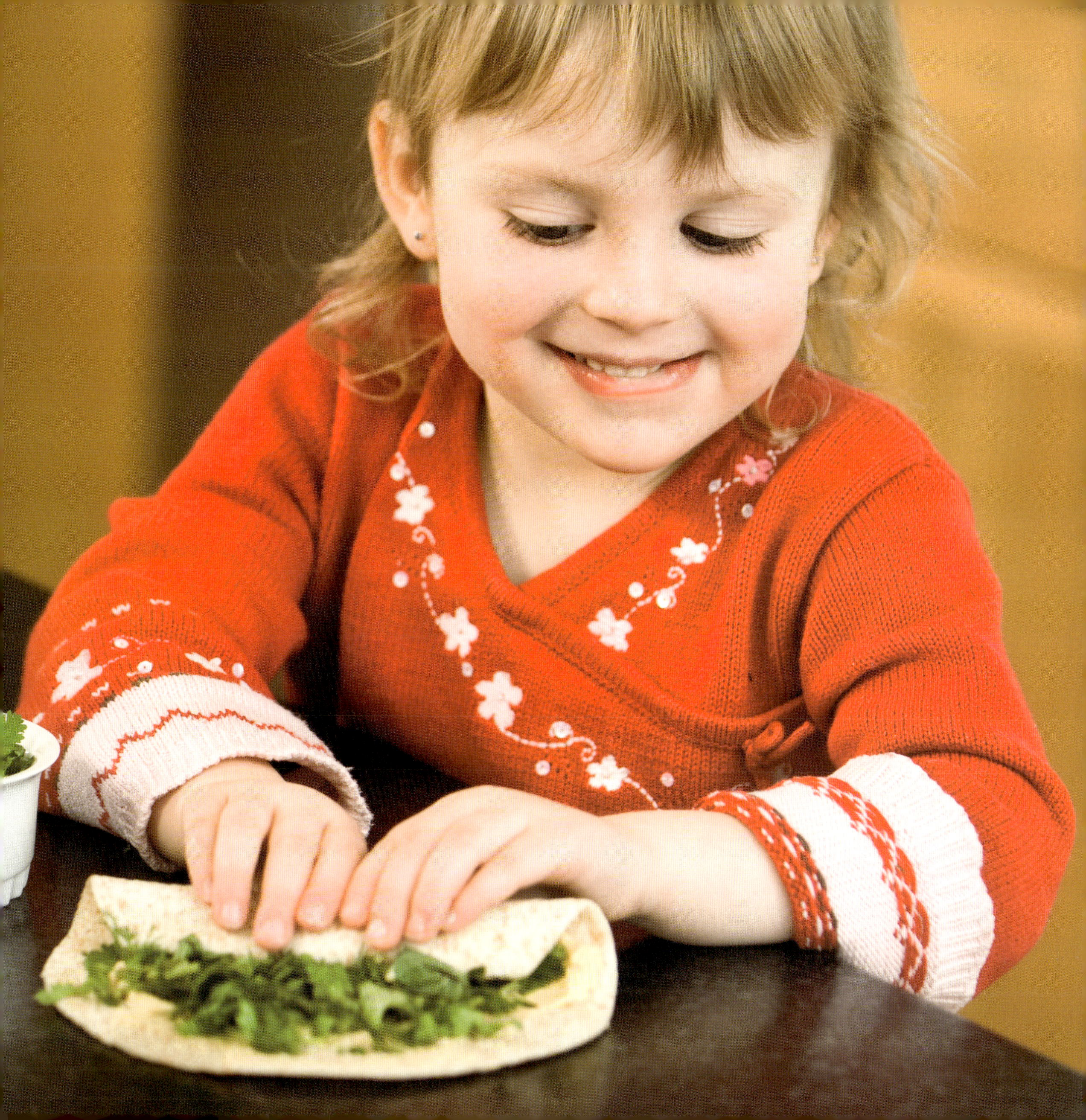

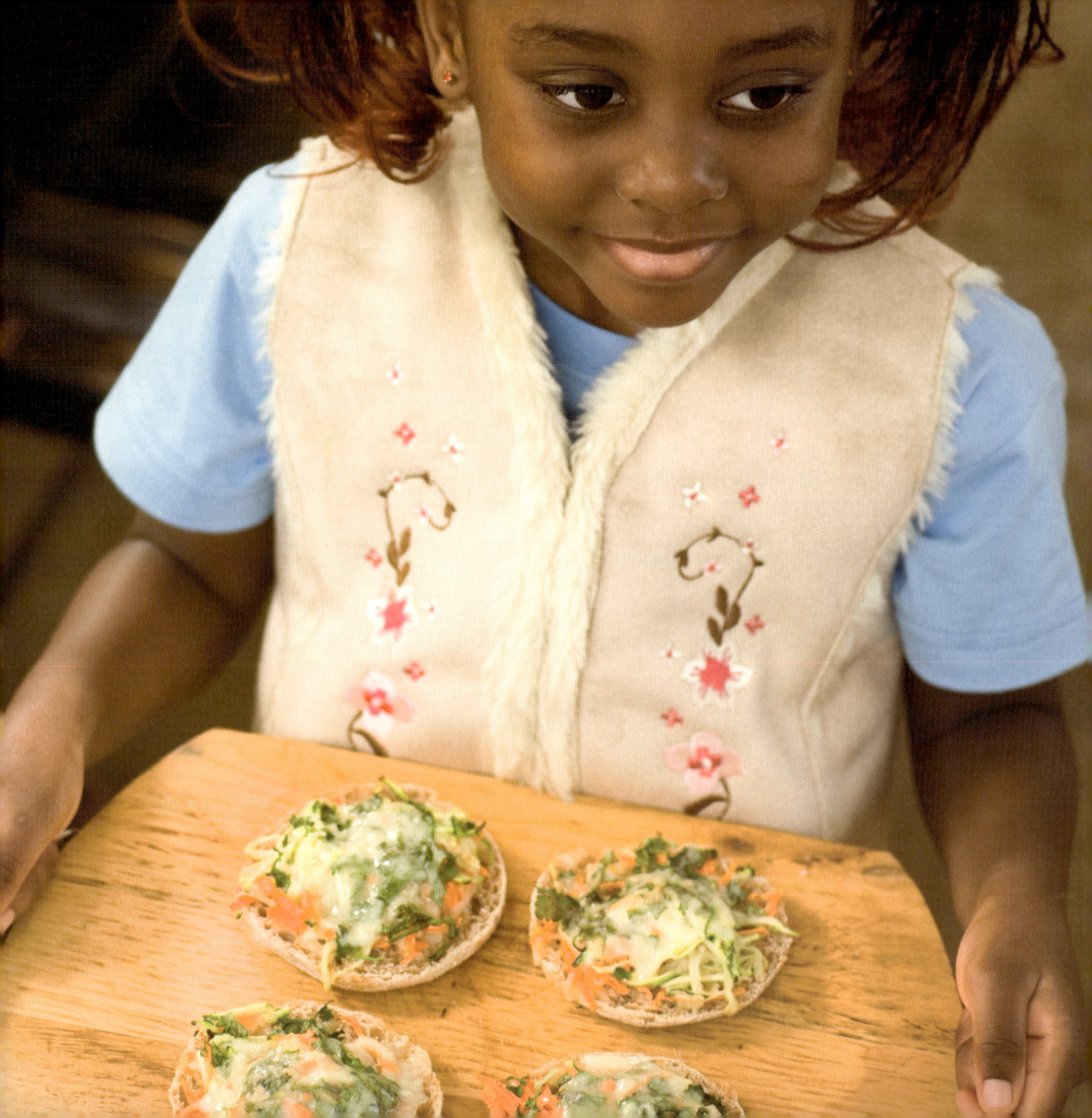

Croque-légumes

Donne 6 petits croque-légumes. La courgette est un légume passe-partout qui me fait penser au tofu. Elle prend le goût des aliments avec lesquels on la cuisine.

3	**muffins anglais**	3
2 c. à soupe	**moutarde de Dijon**	30 ml
1/2 tasse	**carotte**, râpée	125 ml
1/2 tasse	**courgette**, râpée	125 ml
1/4	**oignon**, râpé	1/4
1/8 tasse	**herbes fraîches**, hachées	30 ml
1 tasse	**cheddar**, râpé	250 ml
	paprika	

Couper les muffins anglais en deux. Étendre de la moutarde de Dijon sur chaque morceau de pain.

Ajouter la carotte, la courgette et l'oignon. En saison, j'aime bien ajouter un mélange d'herbes fraîches, comme un mélange de persil, de coriandre et de menthe.

Ajouter le cheddar râpé et décorer de paprika. Déposer sur une plaque à cuisson et cuire au four à 350 °F (175 °C) pendant 15 minutes. Faire dorer le fromage sous le gril en fin de cuisson.

Omelette
en tortillas

Choisissez une poêle de la taille de vos tortillas. Pour un petit extra santé, utilisez des œufs avec oméga-3.

1 c. à soupe	**huile d'olive**	15 ml
1	**gousse d'ail**, émincée	1
3	**œufs**	3
1/8 tasse	**lait**	30 ml
1/4 tasse	**tomate**, coupée en dés	60 ml
1/2 tasse	**cheddar fort**, râpé	125 ml
2	**grandes tortillas**	2

Dans une poêle, à feu moyen, faire revenir l'ail dans l'huile 1 à 2 minutes.

Pendant ce temps, dans un petit bol, battre les œufs avec le lait. Saler et poivrer au goût. Verser le mélange sur l'ail dans la poêle.

Ajouter la tomate et le fromage. Laisser cuire l'omelette à feu moyen. Quand l'omelette commence à être cuite, déposer une grande tortilla dessus et la retourner à l'aide d'une assiette. Ajouter une deuxième tortilla de l'autre côté et compléter la cuisson. Votre omelette sera prise en sandwich.

Vous pouvez la retourner à nouveau si vous avez envie que les deux tortillas soient bien croustillantes.

Couper en pointes et servir.

Variante : Remplacez la tomate par un autre légume de votre choix : champignons, épinards hachés ou brocoli cuit.

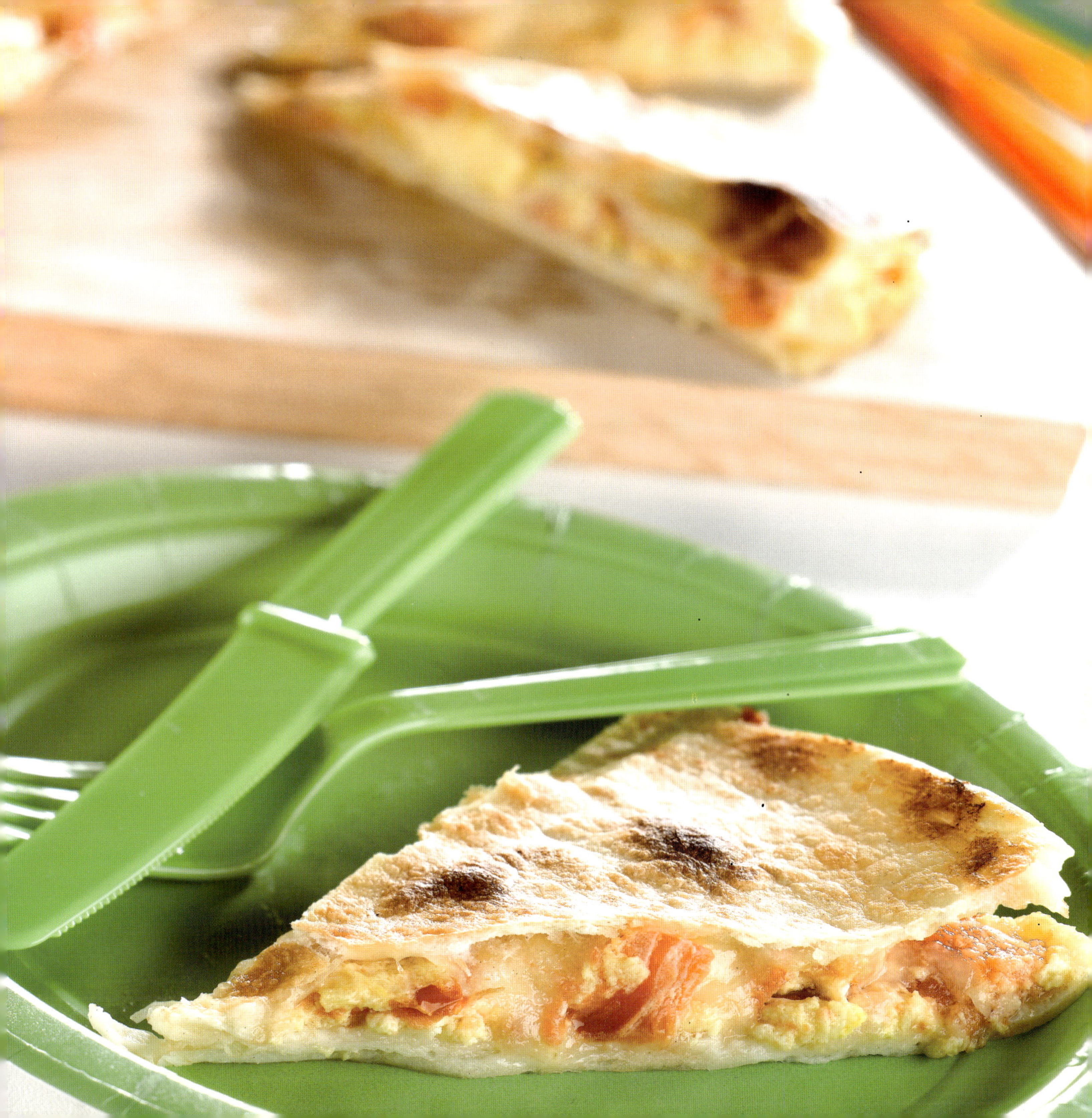

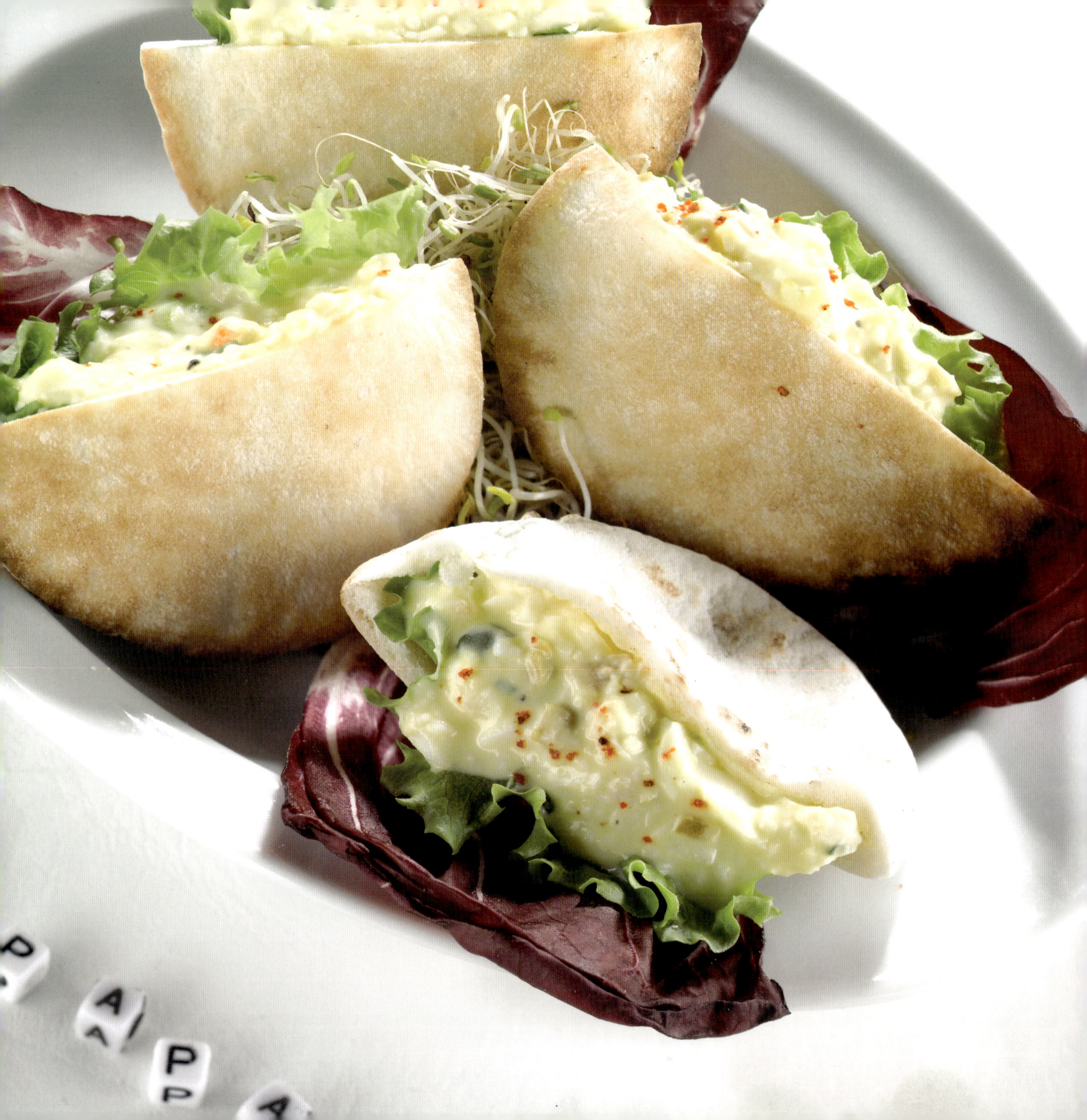
P
A
P
A

Pita
garni aux œufs

Pour 4 sandwichs. Le paprika colore de façon différente le traditionnel sandwich aux œufs. Vous pouvez aussi utiliser des mini-pains pita pour cette recette.

2	**pains pita**	2
1/4 tasse	**fromage à la crème**	60 ml
4	**œufs**	4
1	**oignon vert**, émincé	1
10	**olives vertes**, coupées en morceaux	10
2 c. à soupe	**relish** du commerce	30 ml
2 c. à soupe	**yogourt nature**	30 ml
2 c. à soupe	**mayonnaise**	30 ml
1 c. à thé	**paprika**	5 ml
	sel et poivre au goût	

Couper les pains pita en deux pour faire des pochettes. Étendre le fromage à la crème à l'intérieur.

Dans un petit chaudron d'eau bouillante, faire cuire les œufs 7 minutes. Rincer à l'eau froide immédiatement et peler.

Écraser les œufs à l'aide d'une fourchette et ajouter le reste des ingrédients. Remplir les pains pita. Garnir de laitue et de luzerne.

Wrap
aux légumes

Donne 6 portions. Les wraps se mangent chauds sur le vif ou froids dans la boîte à lunch du lendemain.

6	**tortillas**	6
1 c. à soupe	**huile d'olive**	15 ml
1/2	**oignon**, haché	1/2
1	**gousse d'ail**, émincée	1
1/2 tasse	**courgette**, coupée en dés	125 ml
1/2	**tomate**, coupée en dés	1/2
2 tasses	**brocoli**	500 ml
1	**carotte**, coupée en julienne	1
1 c. à soupe	**sauce soja**	15 ml
1/4 c. à thé	**sarriette**, séchée	1 ml
3/4 tasse	**fromage cheddar**, râpé	180 ml

Dans une marguerite, faire cuire le brocoli et la carotte à la vapeur.

Pendant ce temps, dans une poêle, faire revenir l'oignon et l'ail dans l'huile 2 minutes.

Ajouter la courgette, la tomate, la sauce soja et la sarriette. Poursuivre la cuisson 2 minutes.

Incorporer le brocoli et la carotte. Poursuivre la cuisson jusqu'à ce que tous les légumes soient bien cuits.

Garnir les tortillas du mélange de légumes et ajouter le fromage râpé. Plier le tiers de la tortilla avant de rabattre les deux côtés. Planter un cure-dents pour faire tenir chaque wrap.

Chauffer au four 10 minutes à 350 °F (175 °C).

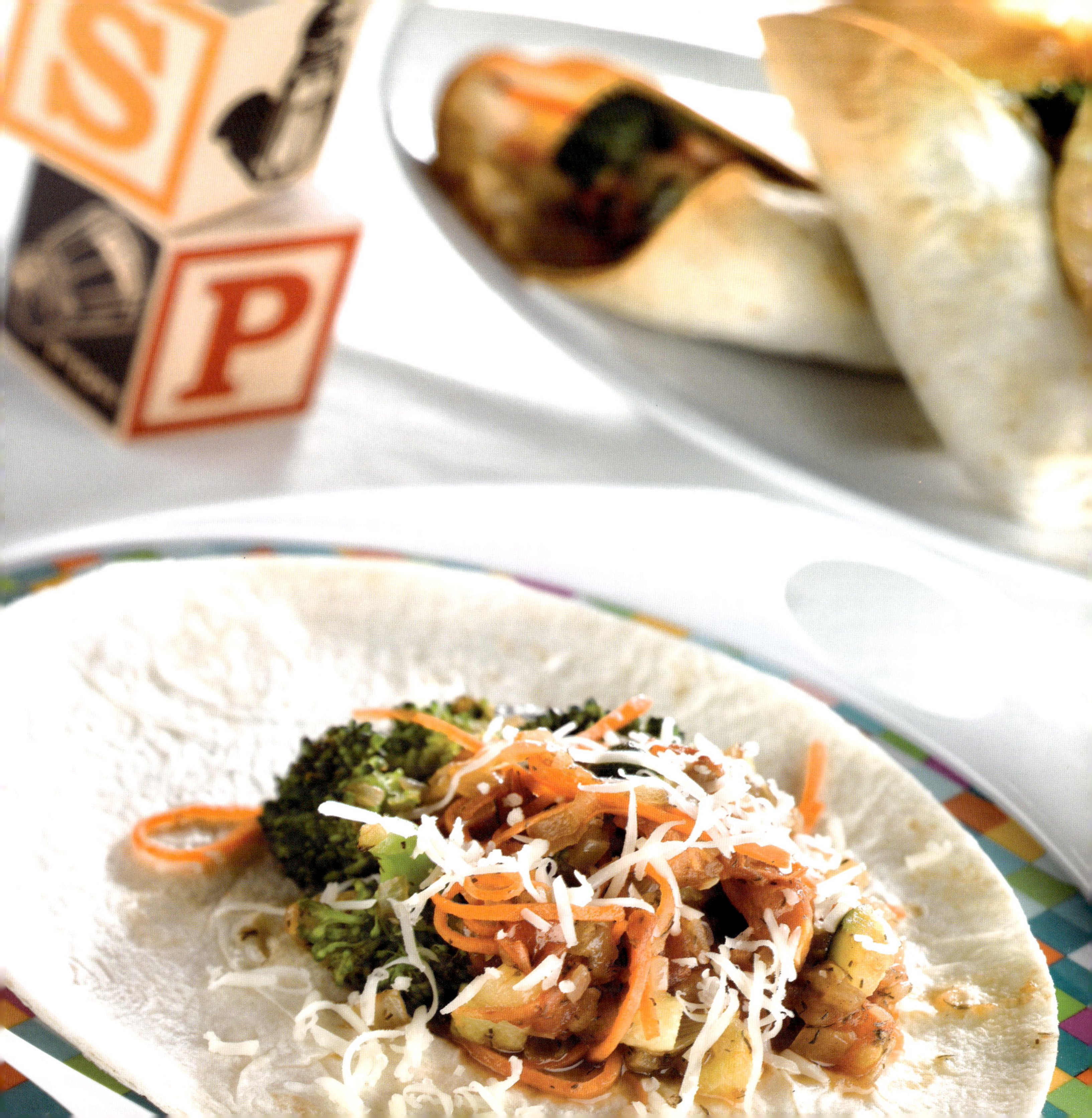
S
P

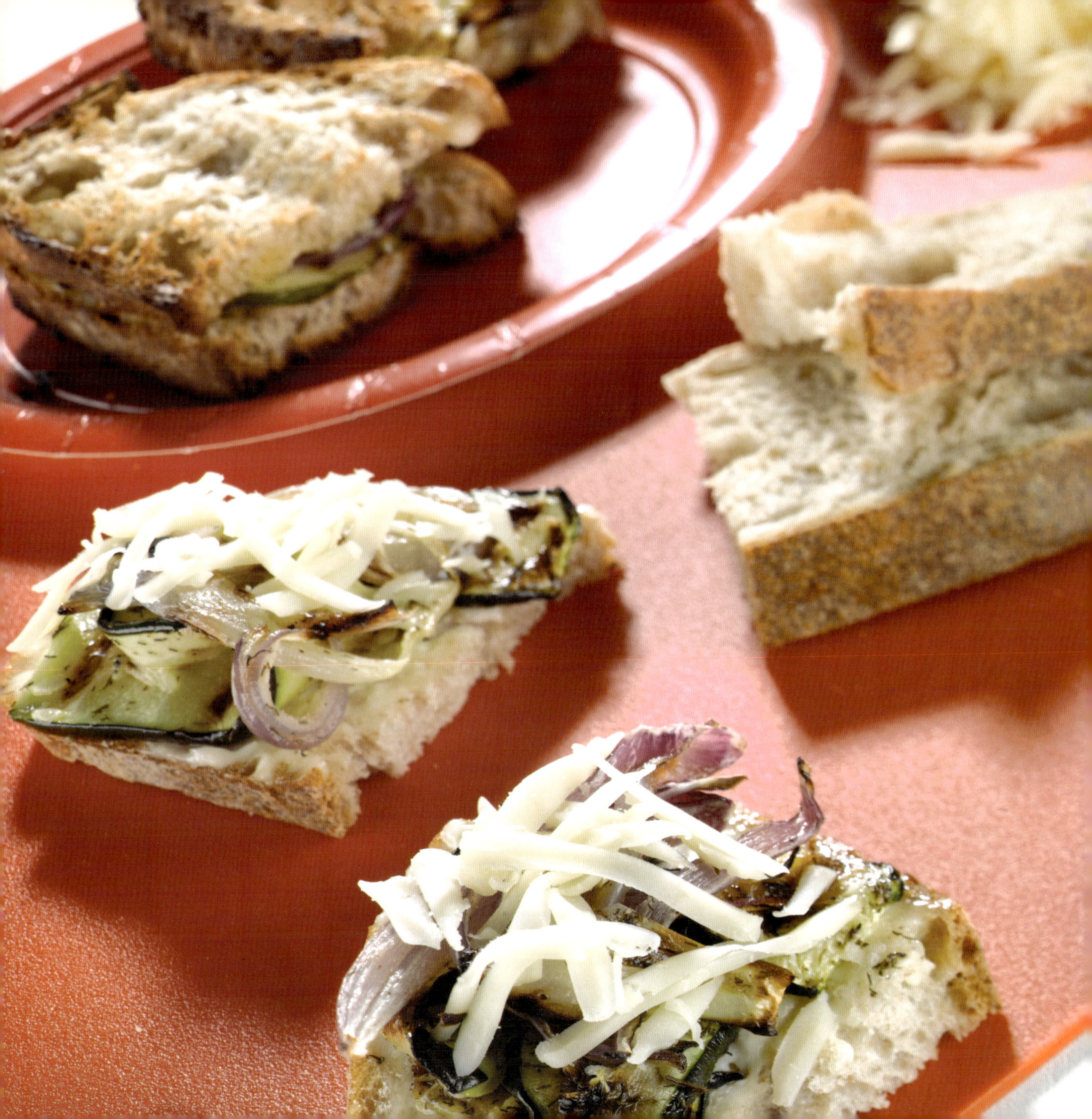

« Grilled cheese » à la courgette

Pour 4 sandwichs.

8 tranches	**pain de blé entier**	8
2	**courgettes**	2
1/2	**oignon rouge**, tranché mince	1/2
3 c. à soupe	**mayonnaise**	45 ml
1 tasse	**fromage mozzarella**, râpé	250 ml

Couper les courgettes en tranches très minces dans le sens de la longueur. Déposer sur une plaque à cuisson avec un peu d'huile d'olive. Faire griller au four à 500 °F (260 °C) 5 minutes de chaque côté.

Garnir chacun des sandwichs de mayonnaise, de tranches de courgette, d'oignon et de fromage mozzarella râpé.

Faire griller dans un four à panini ou dans une poêle.

« Grilled cheese » aux oignons

Pour 4 sandwichs.

8 tranches	**pain multigrains**	8
1 c. à soupe	**huile d'olive**	15 ml
1	gros **oignon**, coupé en rondelles	1
15	**olives vertes farcies**	15
1 tasse	**fromage cheddar fort**, râpé	250 ml
1/2 tasse	**parmesan frais**, râpé	125 ml

Dans une poêle, chauffer l'huile à feu vif. Réduire le feu et faire revenir les oignons dans l'huile 8 à 10 minutes jusqu'à ce qu'ils soient bien dorés.

Garnir chacun des sandwichs d'oignon, d'olives coupées en morceaux, de cheddar et de parmesan.

Faire griller dans un four à panini ou dans une poêle.

Sous-marin
brocoli et cheddar

Pour 2 sandwichs. Variez les sortes de fromage pour donner une touche différente à vos sandwichs : havarti, mozzarella ou gruyère.

2	**pains à sous-marin**	2
4 c. à thé	**moutarde** préparée	20 ml
1 tasse	**cheddar**, râpé	250 ml
1 tasse	**brocoli**, cuit	250 ml

Couper les pains à sous-marin dans le sens de la longueur. Étendre la moutarde et garnir de cheddar râpé et de brocoli. Refermer les pains.

Faire cuire dans un four à panini jusqu'à ce que le fromage soit fondu et le pain, croustillant. Si vous n'avez pas de four à panini, faire cuire vos sandwichs dans une poêle en déposant un poids sur le pain.

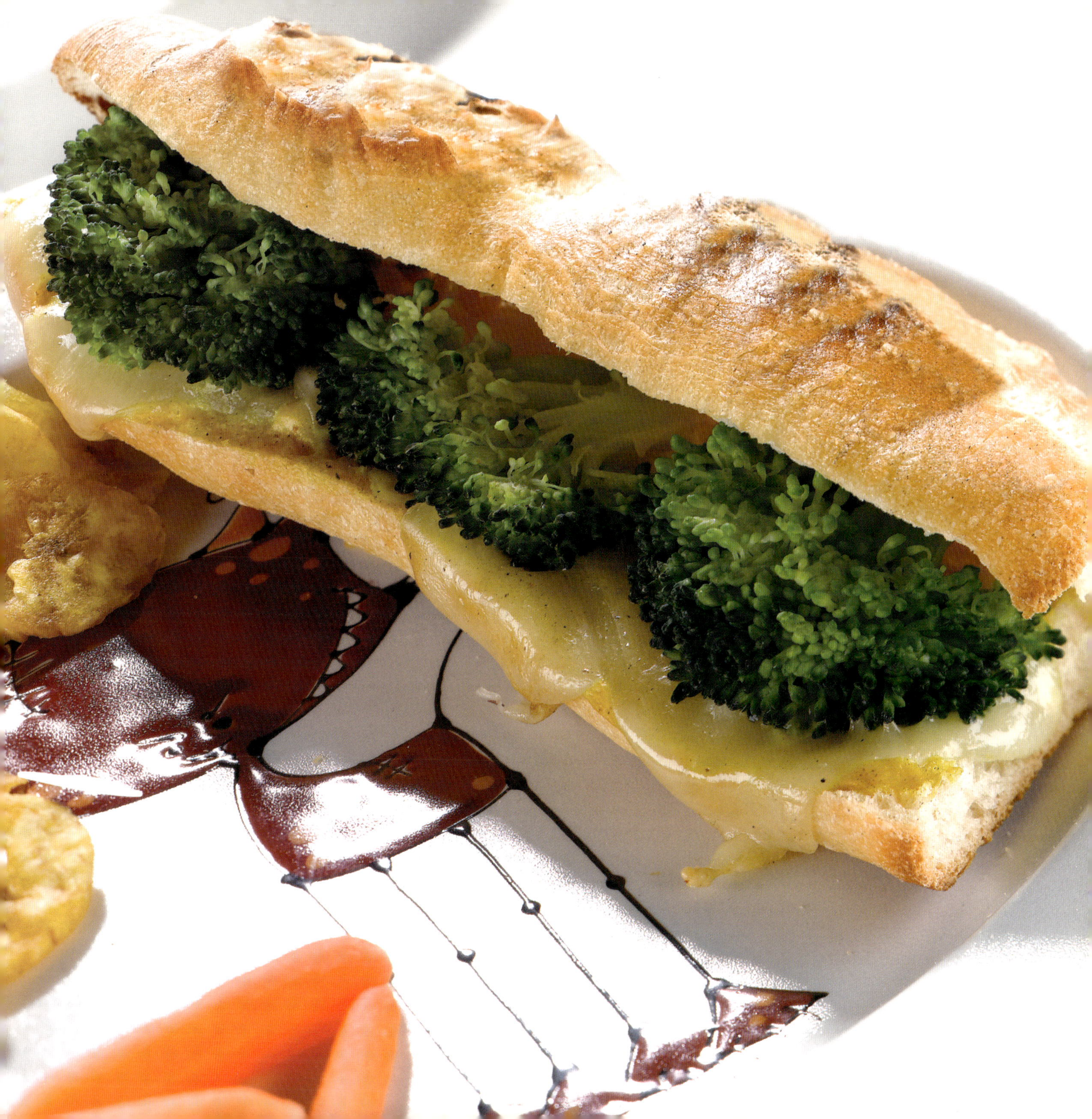

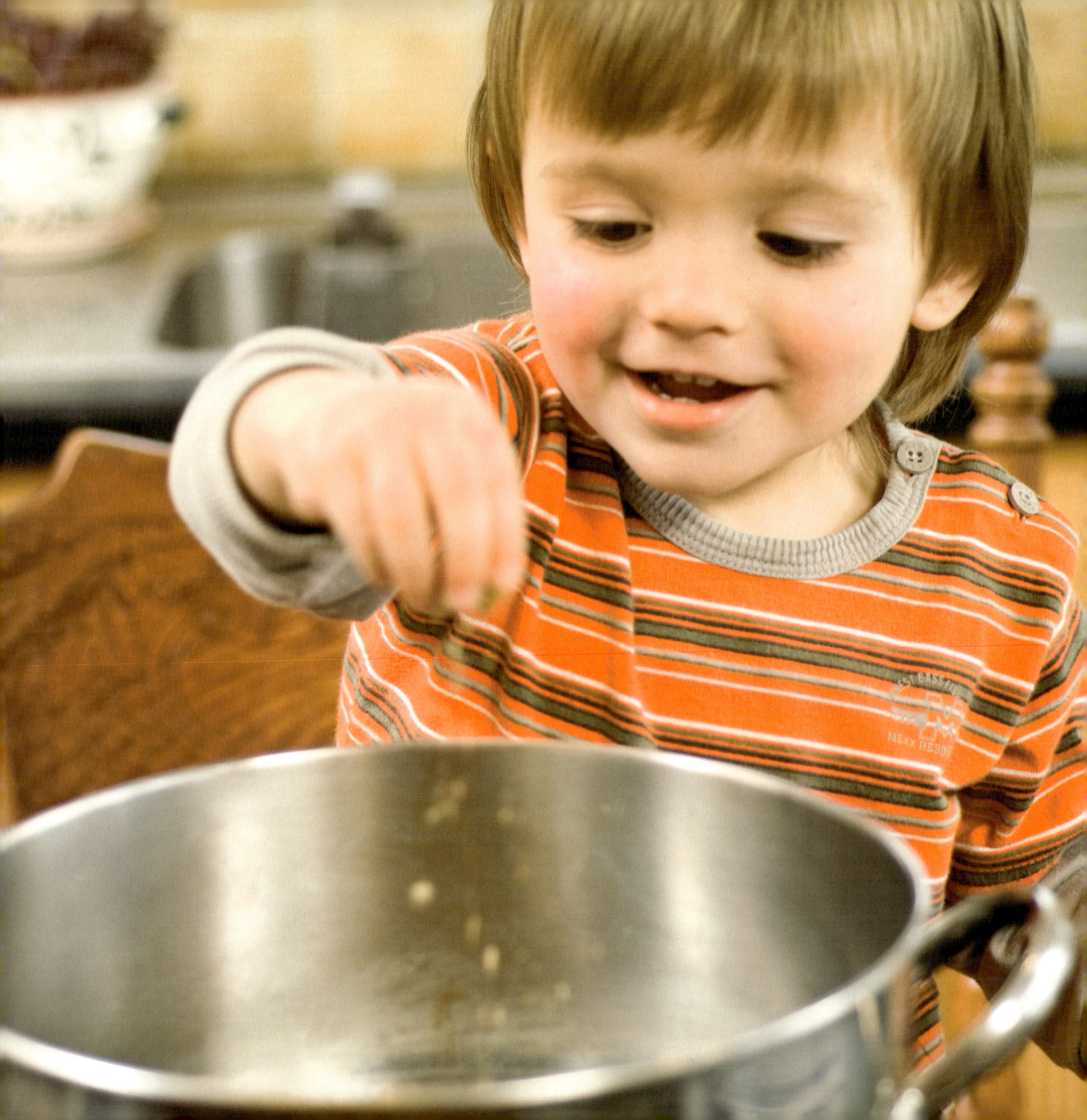

Pour les gourmands

Les plats de résistance sont au cœur de ce livre destiné aux enfants. Qui n'est pas à la recherche d'idées nouvelles et différentes au quotidien ? Vous retrouverez des recettes rapides et santé. J'ai voulu vous offrir de la variété avec des recettes à base de légumineuses, d'œufs, de pâtes, de tofu, de poisson et de poulet. À la maison, toutes ces recettes font fureur !

Soupe à l'orge

Pour 4 personnes. L'orge mondé est toujours préférable à l'orge perlé parce qu'il conserve le son et le germe de son grain. Il est donc plus nutritif.

1 c. à soupe	**huile d'olive**	15 ml
1/2	**oignon espagnol,** haché	1/2
1	**branche de céleri,** coupée en dés	1
1	**carotte,** coupée en dés	1
1	**pomme de terre,** pelée et coupée en dés	1
1 tasse	**champignons,** émincés	250 ml
1/2 tasse	**orge**	125 ml
6 tasses	**bouillon de légumes**	1,5 l
	sel et poivre au goût	

Dans un chaudron, à feu moyen, faire revenir l'oignon dans l'huile d'olive 1 à 2 minutes.

Ajouter le reste des ingrédients, sauf le bouillon. Bien remuer pendant 1 minute.

Incorporer le bouillon de légumes. Porter à ébullition, couvrir et réduire le feu. Laisser mijoter une heure ou jusqu'à ce que l'orge soit cuit. Assaisonner au goût.

Soupe aux deux patates

Pour 4 personnes. Riches en glucides, les pommes de terre sont une excellente source d'énergie pour les enfants. La patate douce, en plus, a un petit goût sucré irrésistible.

2 c. à soupe	**beurre**	30 ml
1	**oignon**, haché	1
2	**gousses d'ail**, émincées	2
1 tasse	**courgette**, coupée en dés	250 ml
2 tasses	**patates douces**, pelées et coupées en dés	500 ml
2 tasses	**pommes de terre**, pelées et coupées en dés	500 ml
4 tasses	**bouillon de légumes**	1 l
1/2 c. à thé	**sarriette** séchée	2,5 ml
	sel et poivre au goût	

Dans un chaudron, faire fondre le beurre et faire suer l'oignon et l'ail quelques minutes.

Ajouter la courgette et poursuivre la cuisson 1 à 2 minutes.

Ajouter les patates douces et les pommes de terre. Incorporer le bouillon de légumes. Porter à ébullition, réduire le feu et laisser mijoter à couvert 25 à 30 minutes.

Ajouter la sarriette. Saler et poivrer au goût.

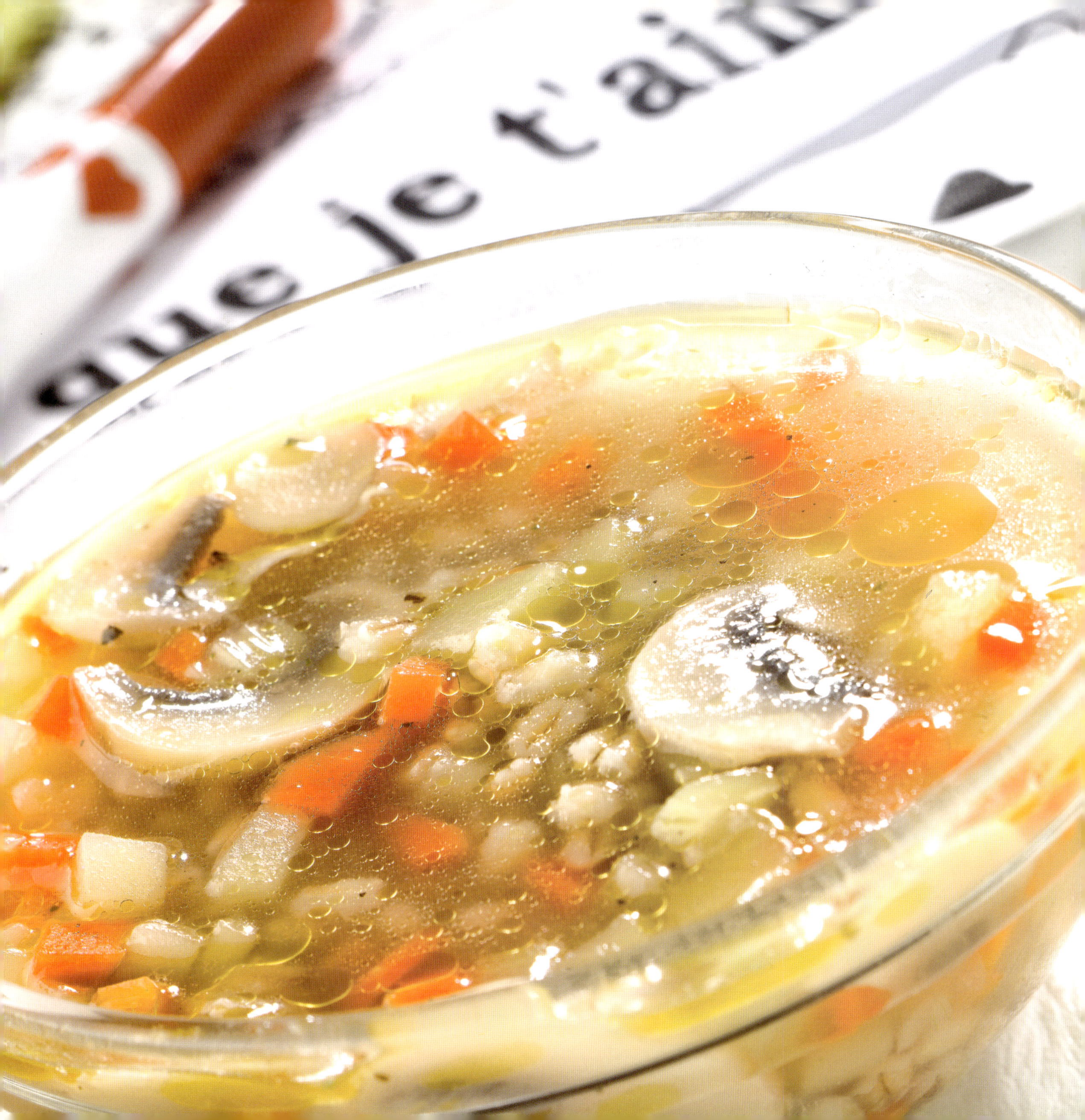
que je t'ai

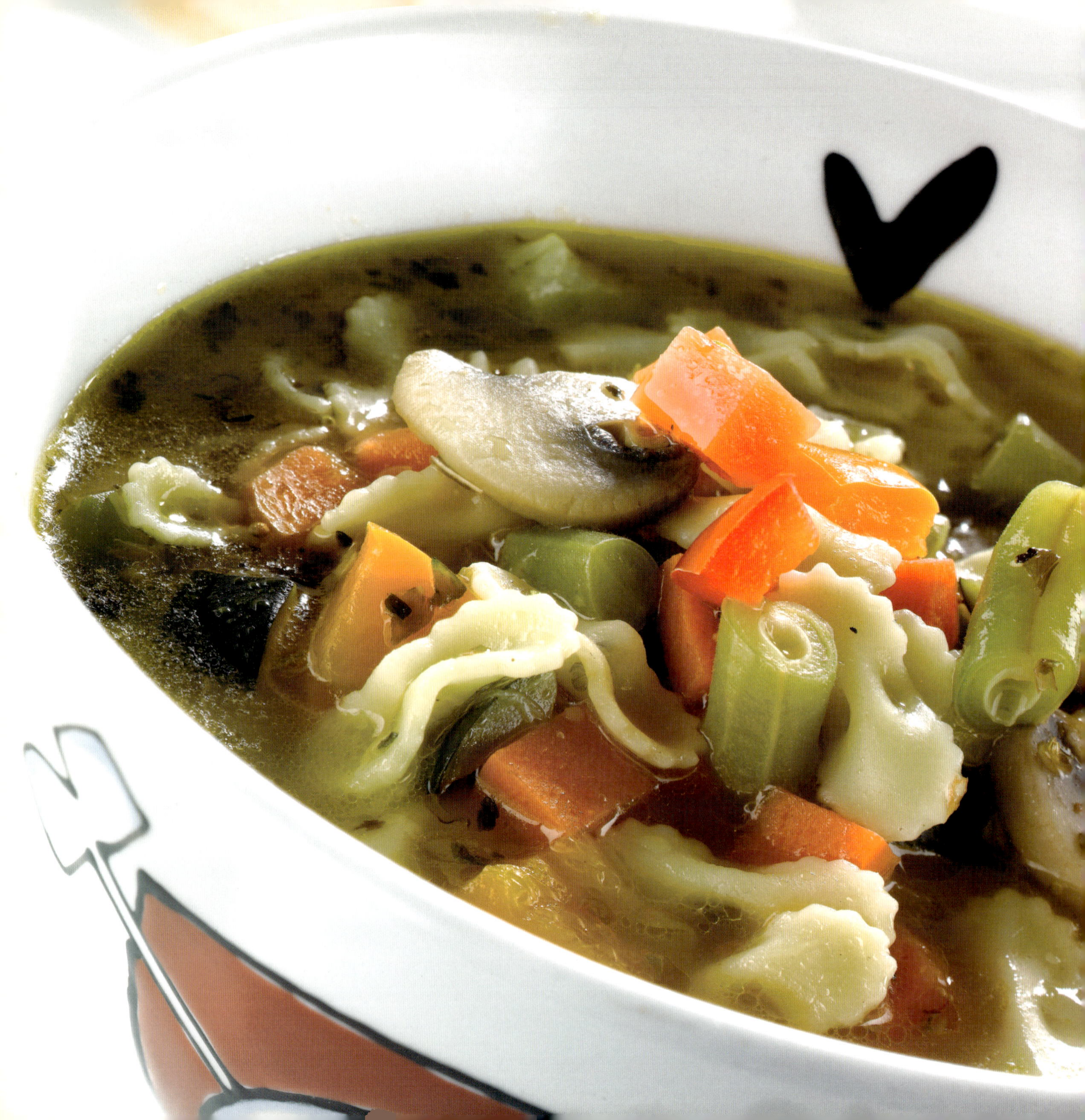

Soupe
aux pâtes

Pour 4 personnes. Comme les pâtes absorbent le liquide, ajoutez un peu de bouillon de légumes si vous laissez patienter la soupe avant de la servir.

1 c. à soupe	**huile d'olive**	15 ml
4	**gousses d'ail**, émincées	4
1/2	**poivron** au choix, coupé en dés	1/2
1 tasse	**courgette**, coupée en dés	250 ml
1 tasse	**champignons**, tranchés	250 ml
1 tasse	**haricots verts**, coupés en morceaux	250 ml
1	**carotte**, coupée en dés	1
5 tasses	**bouillon de légumes**	1,25 l
3/4 tasse	**pâtes** au choix	180 ml
	sel et poivre au goût	

Dans un chaudron, à feu moyen, faire dorer l'ail dans l'huile 1 à 2 minutes.

Ajouter le poivron, la courgette, les champignons, les haricots verts et la carotte. Poursuivre la cuisson 2 minutes.

Incorporer le bouillon de légumes et porter à ébullition. Couvrir, réduire le feu et laisser mijoter 15 minutes.

Ajouter les pâtes et poursuivre la cuisson 10 minutes. Assaisonner au goût.

Potage
carottes et brocoli

Variante : Vous pouvez ajouter 1/2 tasse (125 ml) de fromage râpé une fois le potage réduit en purée.

Pour 4 à 6 personnes. Si vous n'avez pas de lentilles rouges sous la main, remplacez-les par la même quantité de riz ou par une pomme de terre.

1 c. à soupe	**huile d'olive**	15 ml
1	**oignon**, haché	1
1	**gousse d'ail**, émincée	1
4 tasses	**carottes**, coupées en dés	1 l
3 tasses	**brocoli**	750 ml
1/2 tasse	**lentilles rouges**, sèches	125 ml
6 tasses	**eau**	1,5 l
1/2 c. à thé	**cumin**	2,5 ml
1 c. à thé	**coriandre** moulue	5 ml
1 c. à thé	**sel**	5 ml

Dans un chaudron, à feu moyen, faire revenir l'oignon et l'ail dans l'huile 2 minutes.

Ajouter les carottes, le brocoli et les lentilles rouges. Remuer et poursuivre la cuisson 2 minutes.

Incorporer l'eau et les épices. Porter à ébullition, réduire le feu et laisser mijoter à couvert 30 minutes.

Réduire en purée à l'aide d'un mélangeur ou d'un robot culinaire. Ajouter un peu d'eau pour un potage plus liquide.

Salade
de goberge

Le goût sucré de la goberge s'agence à merveille avec celui des carottes, des pois et du maïs.

1 tasse	**carottes**, coupées en dés	250 ml
1 tasse	**pois verts** surgelés	250 ml
1 tasse	**maïs** surgelé	250 ml
2 tasses	**goberge**, effilochée	200 g

1/4 tasse	**jus de citron** pressé	60 ml
3 c. à soupe	**mayonnaise**	45 ml
	poivre au goût	

Faire cuire les carottes, les pois et le maïs à la vapeur. Laisser refroidir.

Dans un bol, mélanger les légumes avec la goberge, le jus de citron et la mayonnaise. Poivrer généreusement. Laisser les saveurs se mélanger au moins 30 minutes au réfrigérateur avant de servir.

Soupe
aux légumes

Pour 4 à 6 personnes. Une soupe idéale à cuisiner en automne, alors que c'est l'abondance. Vous pouvez réduire cette soupe en purée à l'aide d'un mélangeur pour les enfants plus jeunes.

1 c. à soupe	**huile d'olive**	15 ml
1	**oignon**, haché	1
2	**gousses d'ail**, émincées	2
2 tasses	**courge** au choix, coupée en dés	500 ml
3 tasses	**pommes de terre grelot**, coupées en quatre	750 ml
2	**carottes**, coupées en dés	2

1/2 tasse	**navet**, coupé en dés	125 ml
6 tasses	**bouillon de légumes**	1,5 l
1 c. à thé	**basilic** séché	5 ml
1 c. à thé	**sel de mer**	5 ml
2 tasses	**chou-fleur**	500 ml
1 tasse	**pois verts** surgelés	250 ml

Dans un chaudron, à feu moyen, faire revenir l'oignon et l'ail dans l'huile d'olive 1 à 2 minutes.

Ajouter la courge, les pommes de terre, les carottes et le navet. Bien remuer.

Incorporer le bouillon de légumes, le basilic et le sel. Porter à ébullition, réduire le feu et laisser mijoter à couvert 15 minutes.

Ajouter le chou-fleur et les pois. Poursuivre la cuisson 15 minutes.

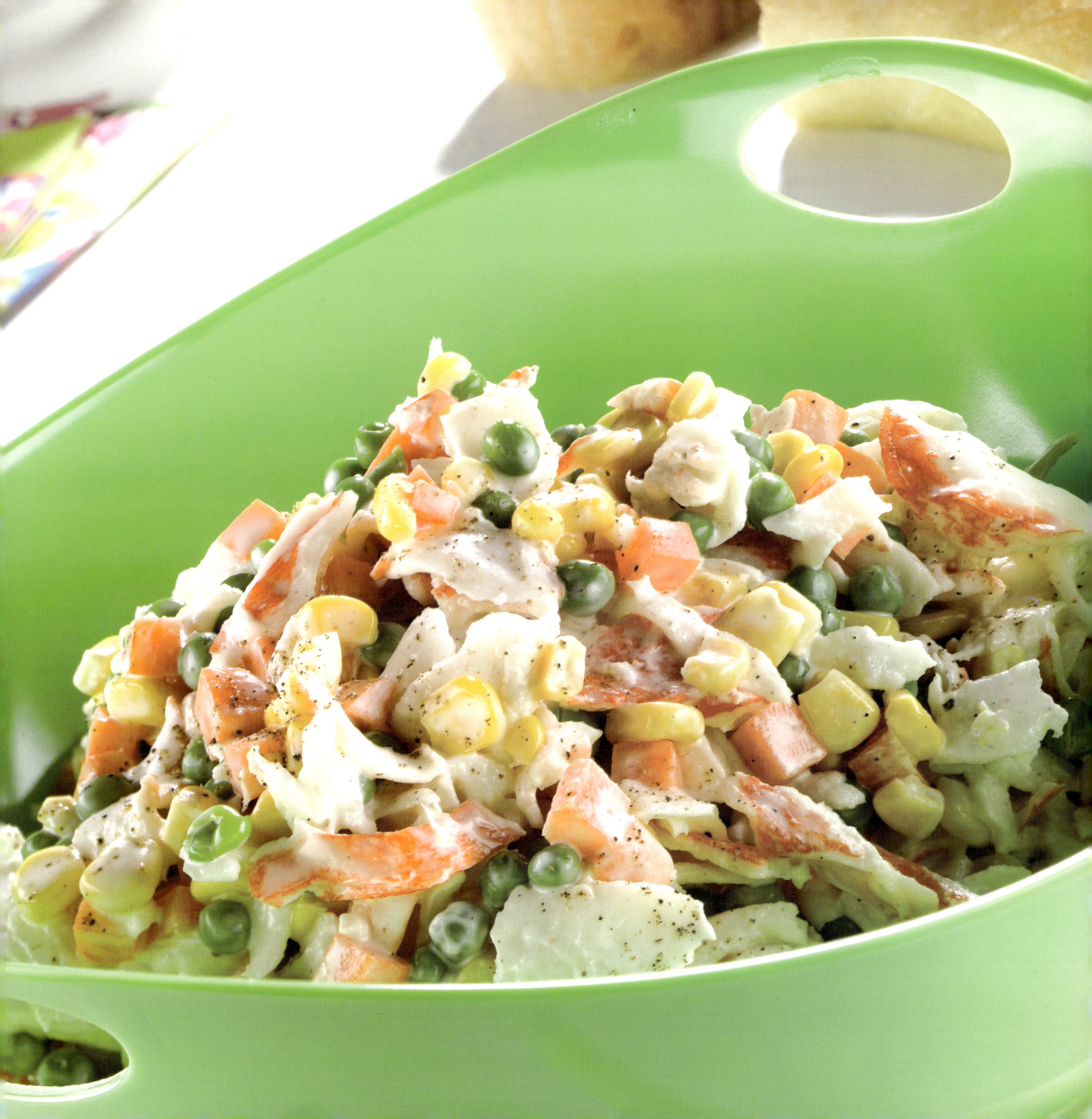

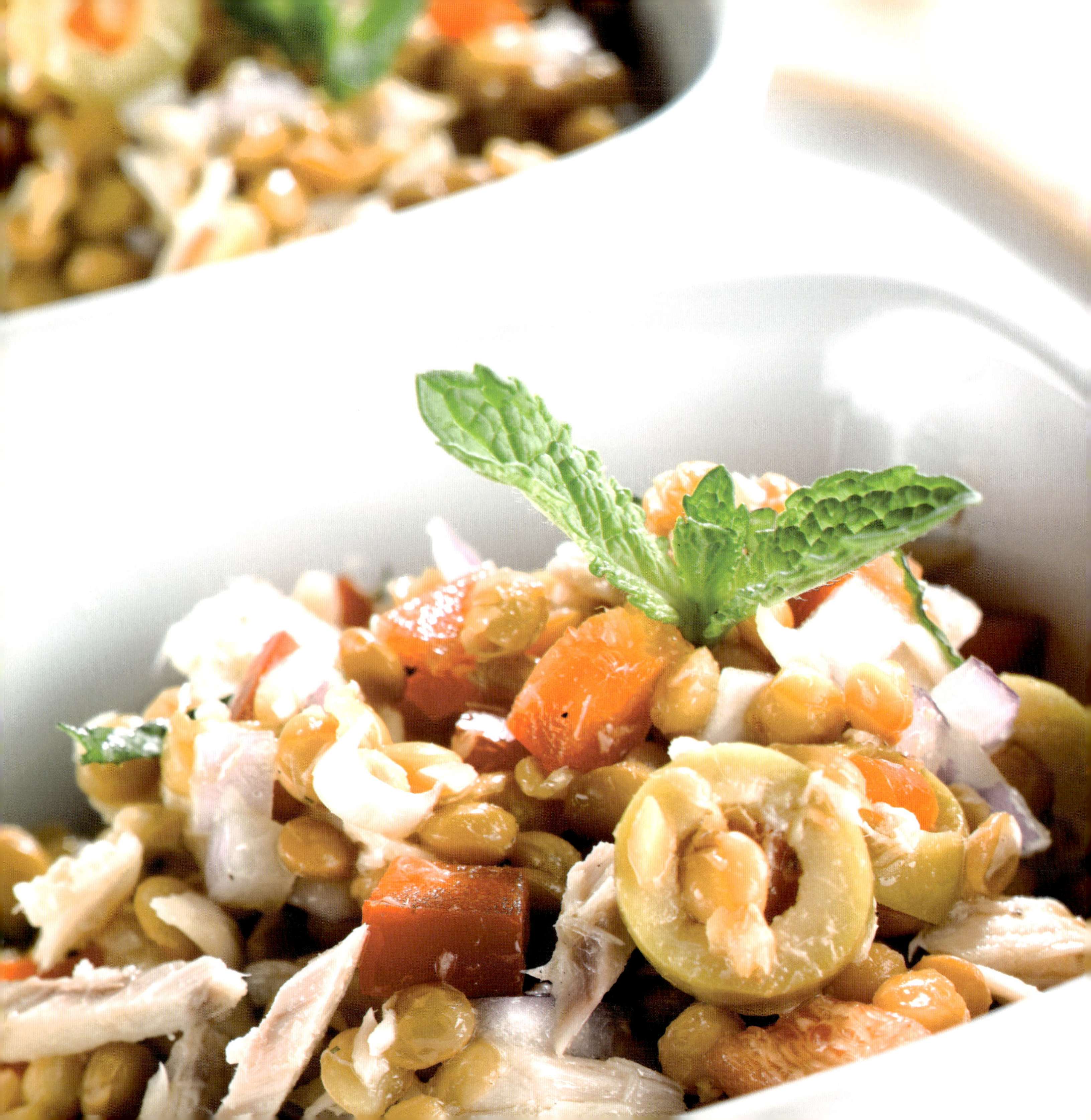

Salade
lentilles et thon

1 boîte	**lentilles vertes**, rincées et égouttées	540 ml
1 boîte	**thon entier**, égoutté	133 g
10	**olives vertes farcies**, coupées en morceaux	
1/2	**poivron rouge**, coupé en dés	1/2
1/4 tasse	**oignon**, haché	60 ml
1	**gousse d'ail**, pressée	1
2 c. à soupe	**huile d'olive**	30 ml
2 c. à soupe	**jus de citron** pressé	30 ml
1 c. à soupe	**menthe fraîche**, ciselée	15 ml
	sel et poivre au goût	

Dans un bol, déposer les lentilles. Ajouter le thon, les olives, le poivron rouge et l'oignon. Incorporer l'huile d'olive et le jus de citron fraîchement pressé.

Décorer avec la menthe fraîche. Assaisonner au goût.

Salade
de pommes de terre

J'aime bien préparer des mélanges d'herbes fraîches et les garder dans un contenant hermétique au réfrigérateur. Persil, coriandre et menthe font un bon mélange. Sinon, vous pouvez mettre uniquement du persil.

4 tasses	**pommes de terre**	1 l
1 tasse	**céleri**, coupé en dés	250 ml
4	**oignons verts**, émincés	4
1/8 tasse	**herbes fraîches**, hachées	30 ml
1/2 tasse	**mayonnaise**	125 ml
2 c. à thé	**vinaigre de cidre**	10 ml
1 c. à thé	**moutarde** préparée	5 ml
	sel et poivre au goût	

Peler les pommes de terre et les faire cuire dans un chaudron rempli d'eau bouillante. Égoutter, laisser refroidir et couper en dés.

Pendant ce temps, couper le céleri, les oignons verts et les herbes. Ajouter aux pommes de terre.

Dans un bol, mélanger la mayonnaise, le vinaigre de cidre et la moutarde. Ajouter la sauce à la salade. Assaisonner au goût.

Salade
de pois chiches

Les pois chiches font partie des légumineuses préférées des enfants. Si le cœur vous en dit, vous pouvez enlever la peau des pois chiches. Ils seront plus faciles à digérer.

1 boîte	**pois chiches**, rincés et égouttés	540 ml
1 boîte	**cœurs de palmier**	398 ml
1/3 bloc	**tofu**, coupé en dés	150 g
1	**tomate**, coupée en dés	1
2	**oignons verts**, émincés	2
1/2 tasse	**herbes fraîches** au choix, hachées	125 ml
1 c. à soupe	**mayonnaise**	15 ml
1 c. à soupe	**yogourt nature**	15 ml
2 c. à soupe	**vinaigre de cidre**	30 ml
1 c. à soupe	**huile d'olive**	15 ml
	sel et poivre au goût	

Dans un bol, mélanger les pois chiches, les cœurs de palmier coupés en morceaux, le tofu, la tomate, les oignons verts et les herbes.

Dans un petit bol, mélanger la mayonnaise, le yogourt, le vinaigre et l'huile. Bien remuer et verser sur la salade. Assaisonner au goût.

Salade
de couscous

1 1/2 tasse	**couscous** (semoule)	375 ml
1 1/2 tasse	**eau**	375 ml
1 c. à soupe	**beurre**	15 ml
1/2	**poivron rouge**, coupé en dés	1/2
1/2	**poivron jaune**, coupé en dés	1/2
2	**oignons verts**, émincés	2
1/2 tasse	**fromage feta**	125 ml
2 c. à soupe	**menthe fraîche**, ciselée	30 ml
3 c. à soupe	**jus de citron** pressé	45 ml
2 c. à soupe	**huile d'olive**	30 ml
	sel et poivre au goût	

Dans un petit chaudron, porter l'eau à ébullition. Ajouter le couscous et le beurre. Couvrir et laisser reposer 5 minutes hors du feu.

Dans un bol, déposer le couscous cuit avec le poivron rouge, le poivron jaune, les oignons verts et le fromage feta émietté. Ajouter la menthe, le jus de citron et l'huile d'olive. Assaisonner au goût et servir.

Variante : **Ajoutez 1 tasse (250 ml) de pois chiches à la salade.**

Omelette

aux pommes de terre

Pour 4 à 6 personnes. Cette omelette typiquement espagnole est un succès garanti ! Vous pouvez la servir chaude ou froide. Elle se mange nature, avec un peu de mayonnaise ou sur des morceaux de pain baguette.

	huile végétale	
1	**oignon espagnol**, haché	1
6	**pommes de terre** de grosseur moyenne	6
6	**œufs**	6
	sel et poivre au goût	

Dans une grande poêle, faire cuire l'oignon dans une bonne quantité d'huile végétale jusqu'à ce qu'il soit légèrement caramélisé. Égoutter sur un papier absorbant et réserver.

Peler et couper les pommes de terre en morceaux. Faire cuire de la même façon dans l'huile végétale jusqu'à ce que les pommes de terre soient bien dorées. Égoutter et réserver. Mettre l'huile végétale de côté. Vous pouvez la conserver dans un pot de verre pour vos prochaines omelettes.

Dans un bol, battre les œufs. Ajouter les pommes de terre et les oignons. Faire cuire l'omelette à feu moyen dans la même poêle. Quand l'omelette commence à être cuite, la retourner à l'aide d'une assiette. Assaisonner au goût.

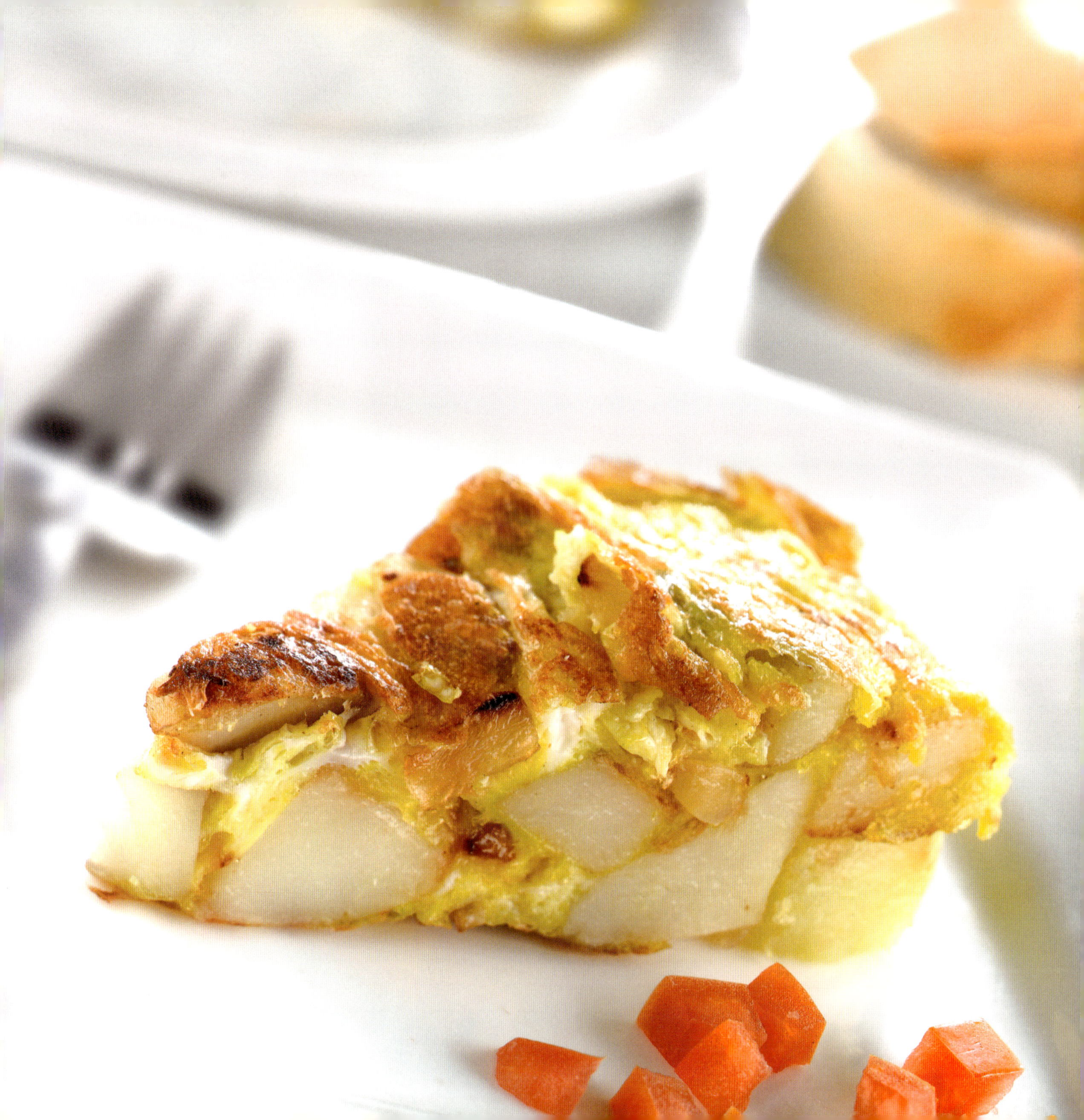

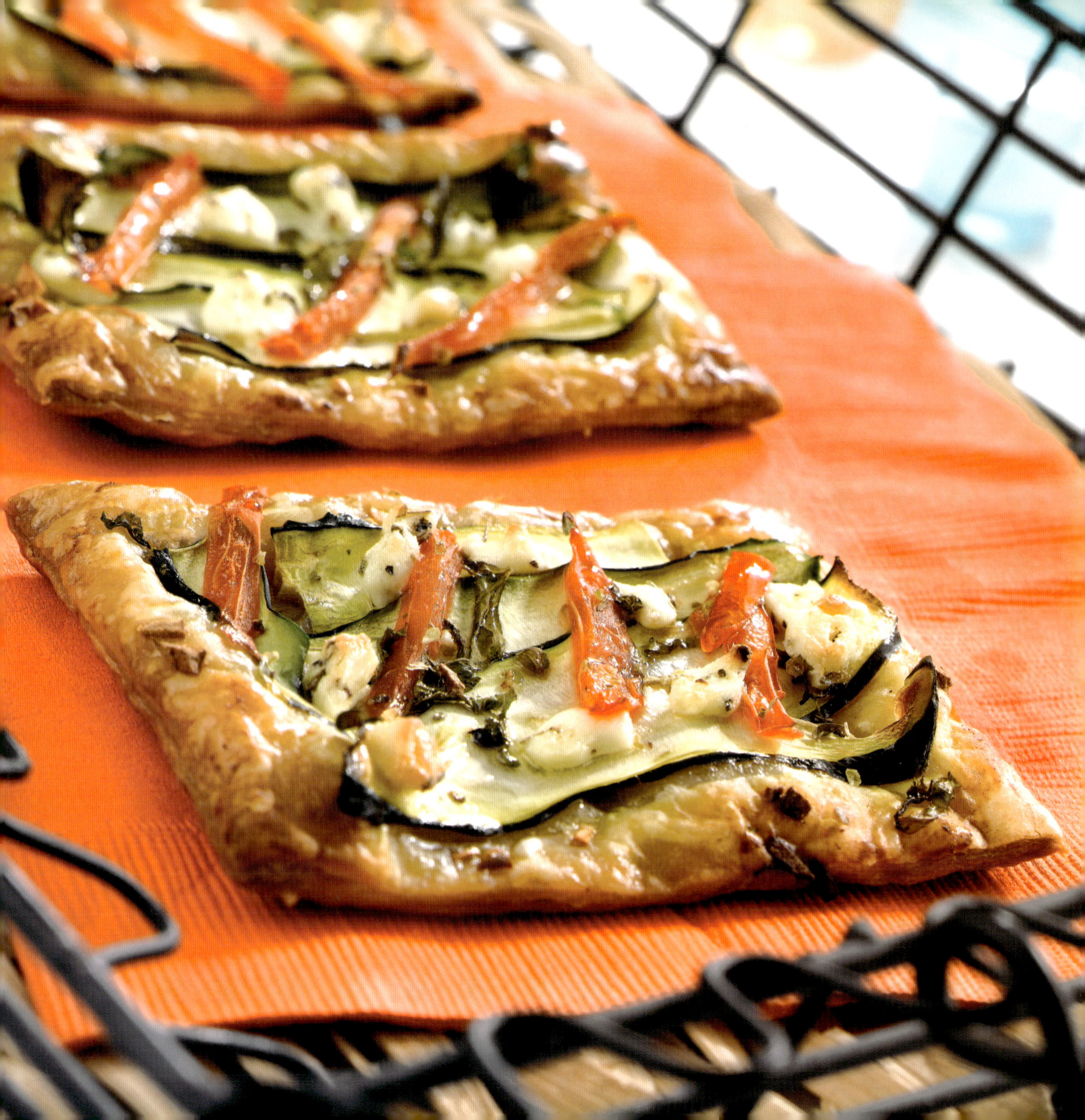

Pâte feuilletée
aux herbes

Cette recette est à son meilleur pendant la période estivale avec du bon basilic frais et des tomates de saison.

1/2 paquet	**pâte feuilletée**	200 g
	moutarde de Dijon	
2	**gousses d'ail**, pressées	2
1	**courgette**, tranchée à la mandoline	1
1/2 tasse	**fromage de chèvre aux herbes**	75 g
1/3 tasse	**basilic frais**, haché	80 ml
1	**tomate**, tranchée	1
	sel et poivre au goût	

Étendre, à l'aide d'un rouleau, la pâte feuilletée en rectangle et la déposer sur une plaque à cuisson.

Badigeonner la pâte de moutarde de Dijon.

Ajouter les gousses d'ail, la courgette tranchée, le fromage de chèvre émietté et le basilic. Terminer en disposant les fines tranches de tomate, selon votre inspiration. Assaisonner au goût.

Cuire au four 30 minutes à 375 °F (190 °C).

Quiche
printanière

1	**abaisse de pâte brisée**	1
4	**œufs**	4
1 c. à soupe	**pesto**	15 ml
1/2 tasse	**courgette**, râpée	125 ml
1 tasse	**asperges**, cuites	250 ml
1 tasse	**brocoli**, cuit	250 ml
1/2 tasse	**cheddar fort**, râpé	125 ml
	sel et poivre au goût	

Étendre la pâte et la déposer dans un moule à tarte ou à quiche.

Dans un bol, battre les œufs. Ajouter le pesto, la courgette, les asperges et le brocoli. Saler et poivrer au goût.

Déposer le mélange dans l'abaisse. Ajouter le fromage cheddar râpé.

Cuire au four 25 à 30 minutes à 400 °F (200 °C).

Pâte à tarte (pâte brisée)

Enfin une recette pour rendre la pâte à tarte (pâte brisée) facile à faire. Se congèle à merveille en portions.

2 1/2 tasses	**farine**	625 ml
1/4 c. à thé	**sel**	1 ml
1/2 tasse	**beurre**	125 ml
1	**jaune d'œuf**	1
2/3 tasse	**eau glacée**	160 ml

À l'aide d'un robot culinaire, mélanger la farine et le sel.

Ajouter le beurre très froid coupé en morceaux. Activer le robot par petites secousses pour émietter le beurre.

Dans une tasse à mesurer, battre le jaune d'œuf et ajouter suffisamment d'eau glacée pour arriver à 2/3 tasse (160 ml). Verser dans le robot culinaire et mélanger jusqu'à l'obtention d'une pâte ferme.

Séparer la pâte en 2 ou 4 portions. Envelopper dans de la pellicule plastique. Réfrigérer avant de rouler la pâte.

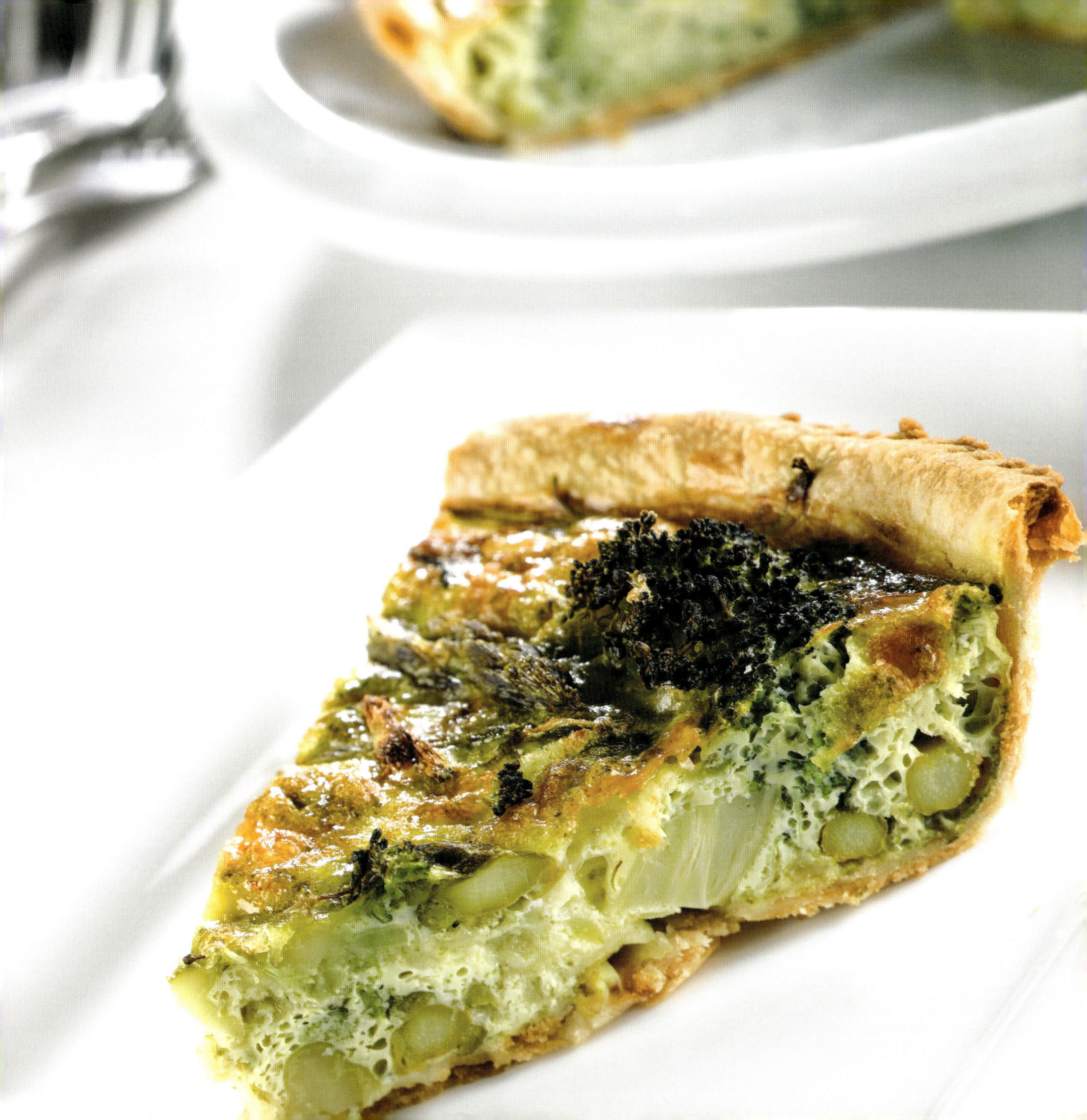

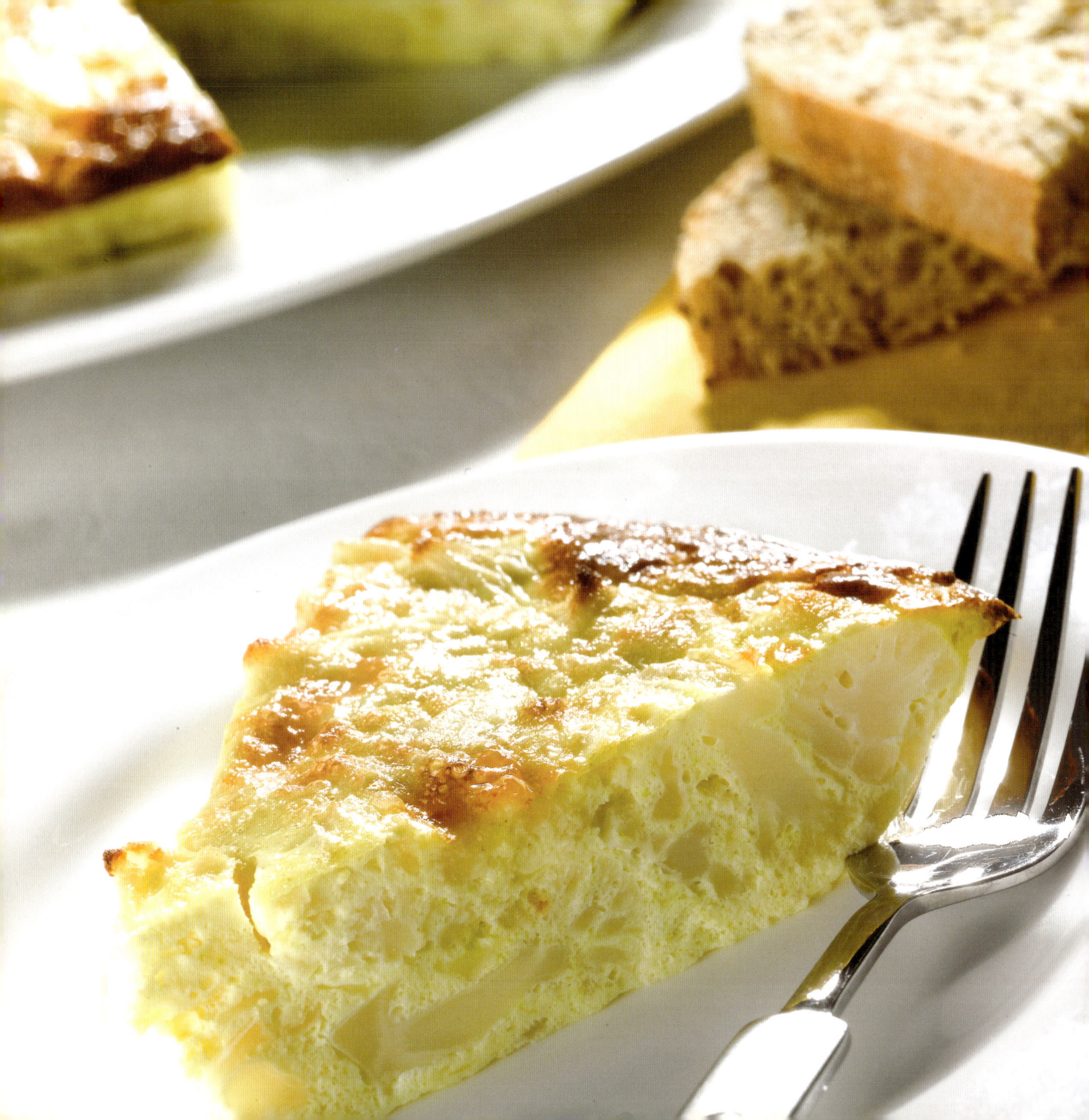

Quiche sans croûte
au chou-fleur

Voici une recette de quiche sans croûte pour les enfants qui sont moins friands de la pâte brisée ou feuilletée.

2 tasses	**chou-fleur**	500 ml
1 c. à soupe	**huile d'olive**	15 ml
1	petit **oignon**, haché	1
1	**gousse d'ail**, émincée	1
5	**œufs**	5
1 tasse	**crème sure**	250 ml
1 tasse	**fromage cheddar moyen**, râpé	250 ml
1/2 c. à thé	**cari**	2,5 ml
1 c. à thé	**sel**	5 ml

Faire cuire le chou-fleur à la vapeur jusqu'à ce qu'il soit très mou.

Dans une poêle, à feu moyen, faire revenir l'oignon et l'ail dans l'huile 3 à 4 minutes. Ajouter le chou-fleur cuit et le réduire en miettes à l'aide d'une fourchette. Poursuivre la cuisson 3 à 5 minutes.

Dans un bol, battre les œufs. Ajouter les légumes cuits, la crème sure, le fromage cheddar et les assaisonnements.

Déposer dans une assiette à tarte et cuire au four à 400 °F (200 °C) environ 35 à 40 minutes.

Tarte
aux légumineuses

Les enfants adorent à peu près tous les plats avec de la sauce tomate. Les légumineuses mélangées leur permettront de se familiariser avec les pois chiches, les haricots rouges et autres légumineuses.

1	**abaisse de pâte brisée**	1
1 c. à soupe	**huile d'olive**	15 ml
1	petit **oignon**, haché	1
1	**gousse d'ail**, émincée	1
1/2 tasse	**courgette**, coupée en dés	125 ml
1/2 tasse	**champignons**, émincés	125 ml
1/2 tasse	**pois verts** surgelés	125 ml
1 boîte	**légumineuses mélangées**, rincées et égouttées	540 ml
1 boîte	**sauce tomate** du commerce	213 ml
1/4 tasse	**eau**	60 ml
1/2 c. à thé	**persil** séché	2,5 ml
1/2 c. à thé	**origan** séché	2,5 ml
1/2 c. à thé	**basilic** séché	2,5 ml
1 1/2 tasse	**fromage au choix**, râpé	375 ml

Étendre la pâte et la déposer dans une assiette à tarte ou un moule à quiche.

Dans une poêle, à feu moyen, faire revenir l'oignon et l'ail dans l'huile d'olive 1 à 2 minutes.

Ajouter la courgette, les champignons, les pois verts et les légumineuses. Poursuivre la cuisson 2 minutes.

Verser la sauce tomate et l'eau. À feu moyen, laisser réduire le liquide. Ajouter le persil, l'origan et le basilic.

Déposer le mélange dans l'abaisse. Ajouter le fromage râpé : cheddar, gruyère ou mozzarella. Cuire au four environ 30 minutes à 350 °F (175 °C).

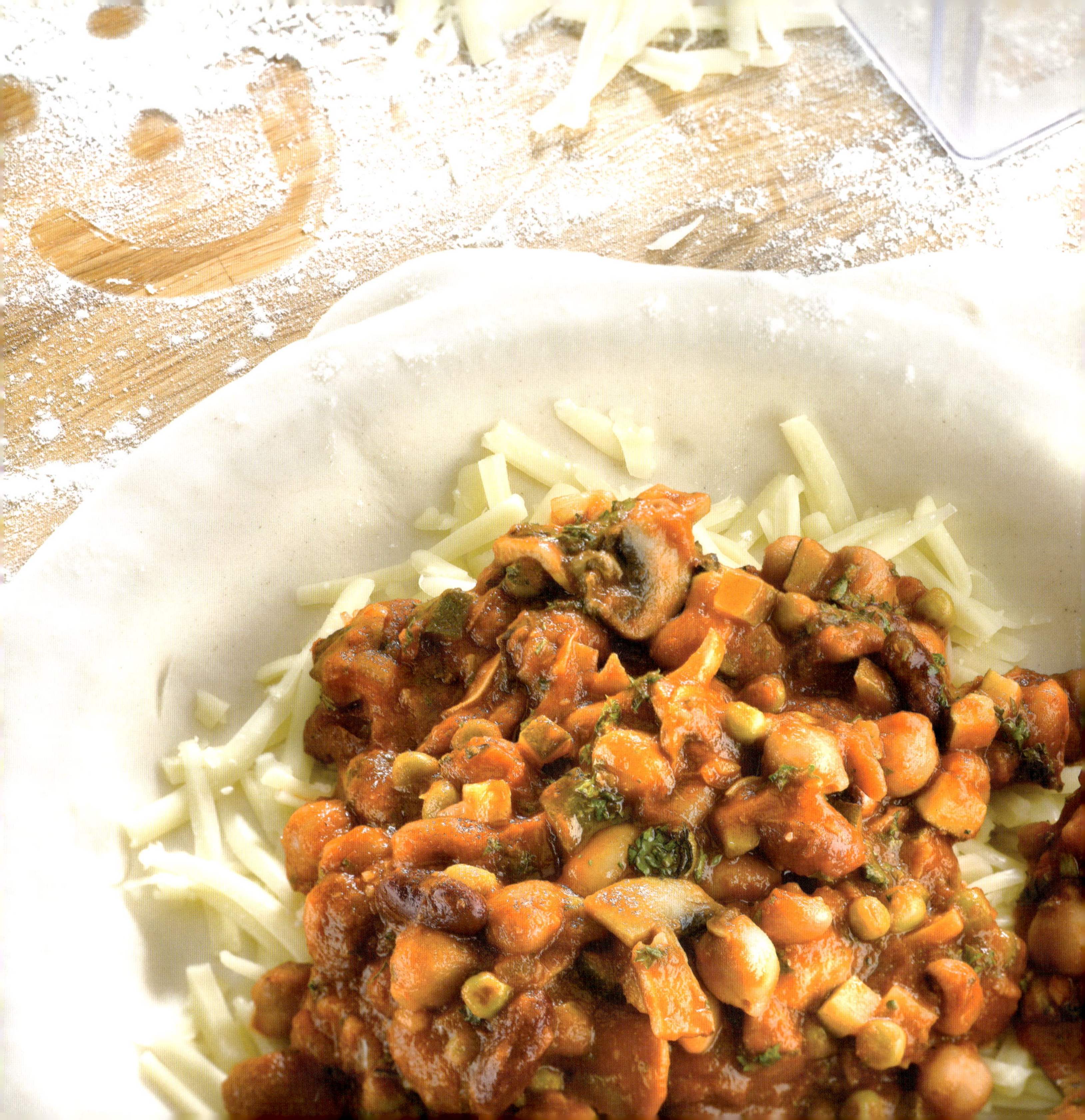

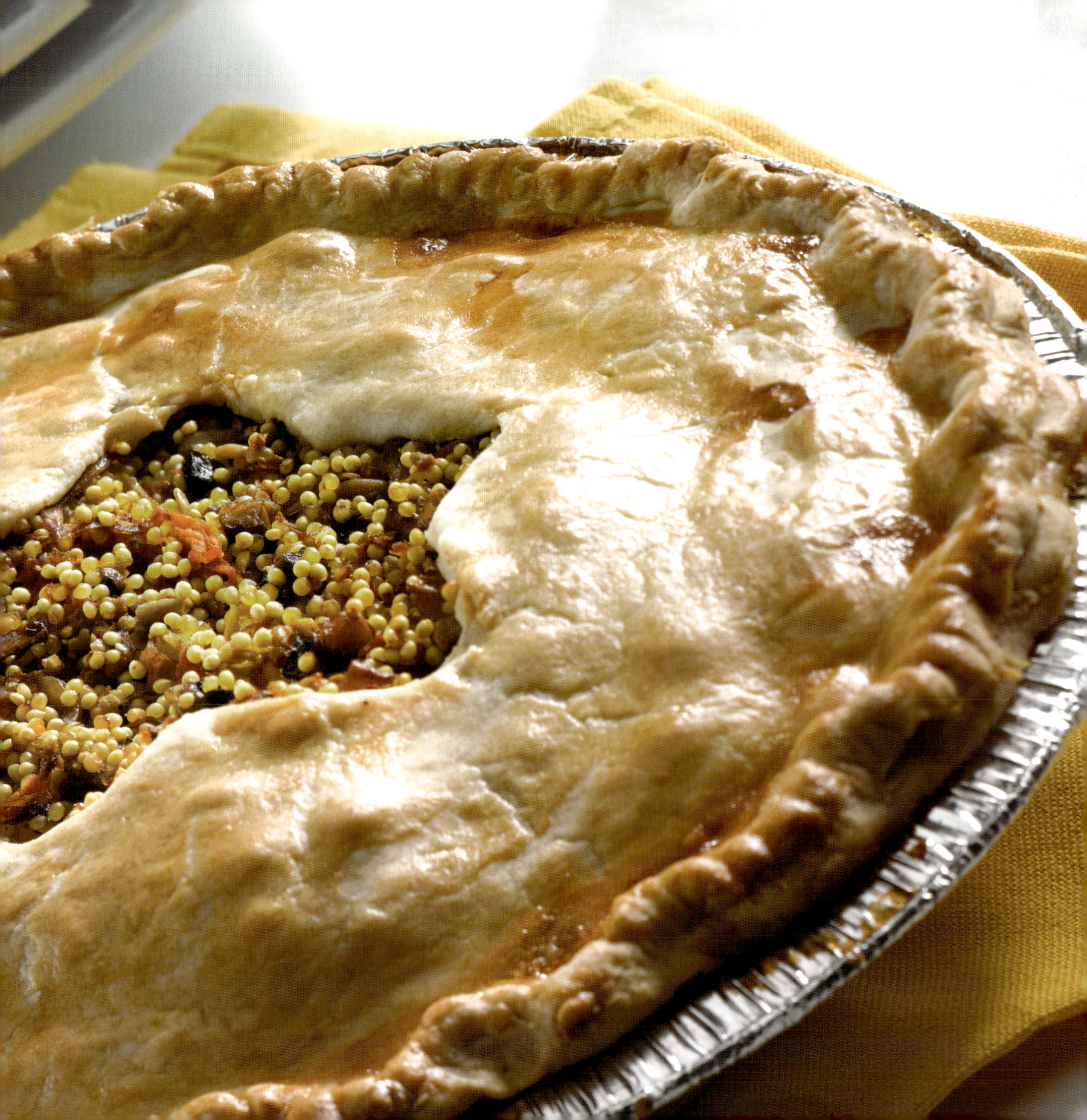

Tourtière
au millet

La tourtière ne se déguste pas uniquement pendant la période des fêtes. Elle est un plat réconfortant à servir en tout temps.

2	**abaisses de pâte brisée**	2
1/2 tasse	**millet**	125 ml
1 1/2 tasse	**eau**	375 ml
1/2 tasse	**graines de tournesol**, non salées	125 ml
1/4 tasse	**tamari**	60 ml
1 c. à soupe	**huile d'olive**	15 ml
1	**gousse d'ail**, émincée	1
1/2	**branche de céleri**, coupée en dés	1/2
5	**champignons**, coupés en dés	5
1	**pomme de terre**, râpée	1
1	**carotte**, râpée	1
1	petit **oignon**, râpé	1
	Moutarde de Dijon	
1/2 tasse	**fromage cheddar**, râpé	125 ml

Dans un chaudron, faire cuire le millet à couvert une vingtaine de minutes dans l'eau bouillante. Garder l'eau de cuisson s'il en reste.

Déposer le millet dans un bol. Ajouter les graines de tournesol moulues et le tamari.

Dans une poêle, à feu moyen, faire revenir l'ail, le céleri et les champignons dans l'huile d'olive 1 à 2 minutes. Ajouter la pomme de terre, la carotte et l'oignon. Poursuivre la cuisson 3 à 5 minutes. Incorporer les légumes au mélange de millet.

Déposer la première abaisse de pâte dans une assiette à tarte. Badigeonner le fond de moutarde de Dijon, ajouter le fromage cheddar râpé et le mélange au millet. Recouvrir de l'autre abaisse de tarte. Bien sceller.

Cuire au four à 350 °F (175 °C) environ 30 minutes. Servir avec du chutney ou un ketchup maison.

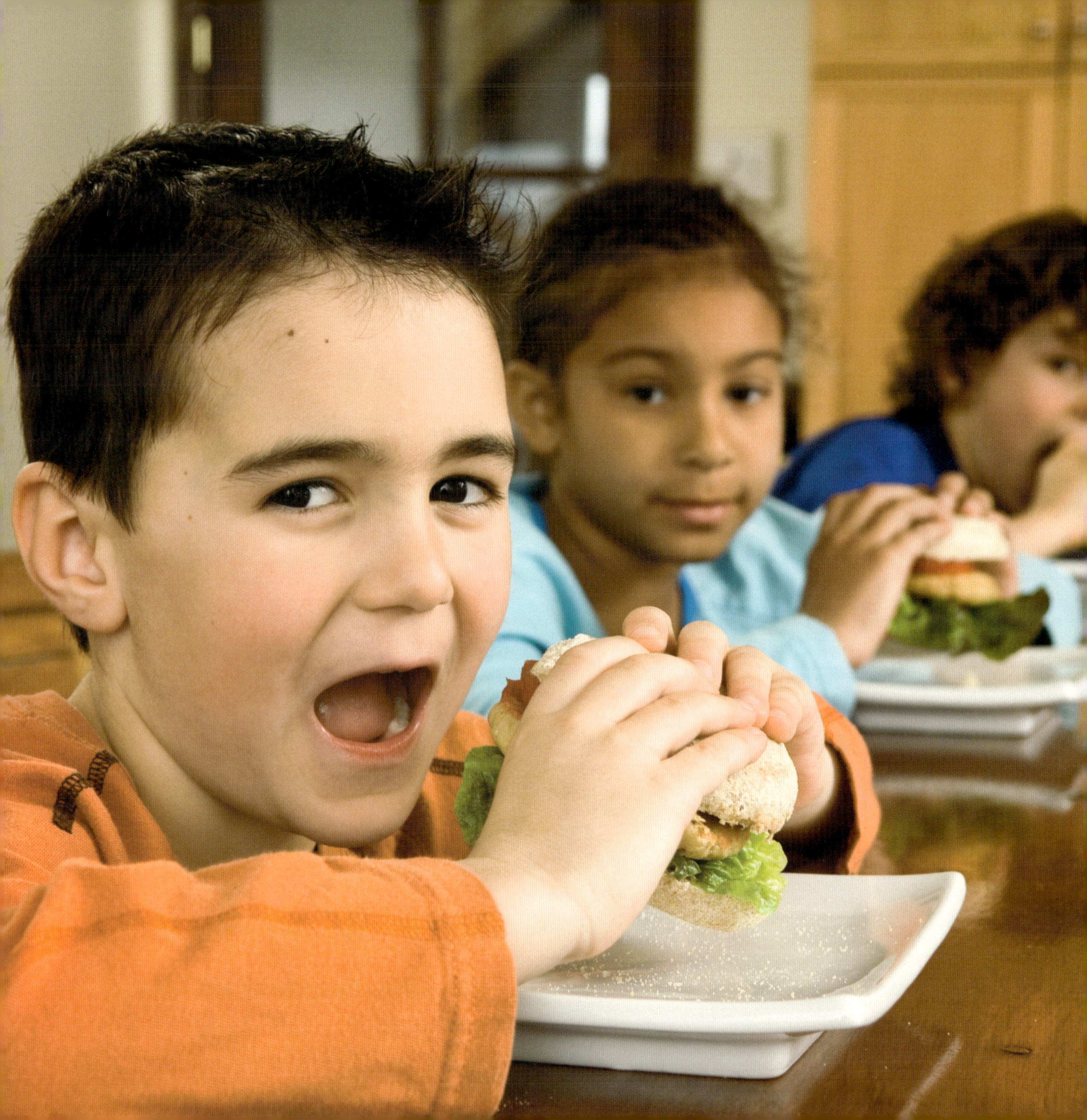

Végé-burger

Donne 6 croquettes de grosseur moyenne. Le tahini est une pâte de sésame qui donne beaucoup de goût aux aliments. On le trouve maintenant facilement en épicerie. Vous pouvez aussi le remplacer par du beurre d'arachide très crémeux.

1/2 bloc	**tofu ferme**	225 g
1 tasse	**pois chiches en boîte**, rincés et égouttés	250 ml
1/2 tasse	**oignon**, haché	125 ml
1	**gousse d'ail**, émincée	1
1/4 tasse	**gruau** à cuisson rapide	60 ml
1/4 tasse	**chapelure**	60 ml
1/8 tasse	**tahini**	30 ml
1/8 tasse	**sauce soja**	30 ml
1 c. à thé	**sel**	5 ml
	huile d'olive	

Broyer tous les ingrédients à l'aide d'un robot culinaire jusqu'à l'obtention d'une pâte compacte.

Façonner les croquettes.

Faire rôtir dans une poêle dans une bonne quantité d'huile d'olive ou cuire au four sur une plaque à cuisson huilée à 400 °F (200 °C) environ 10 minutes de chaque côté.

Servir dans des muffins anglais avec du fromage de chèvre, des tomates fraîches et les condiments de votre choix.

Boulettes
de pois chiches

Donne environ 24 boulettes. Servir les boulettes accompagnées de la sauce de votre choix. On peut aussi les façonner en croquettes et les servir sous forme de hamburgers.

1 boîte	**pois chiches**, égouttés et rincés	540 ml
1	petit **oignon**	1
1	**gousse d'ail**	1
1	**carotte**	1
1 c. à soupe	**huile de sésame grillée**	15 ml
1 c. à thé	**coriandre** moulue	5 ml
1 c. à soupe	**persil** séché	15 ml
1	**œuf**	1
1 tasse	**gruau** à cuisson rapide	250 ml
	huile d'olive	

Réduire les pois chiches, l'oignon, l'ail et la carotte en purée à l'aide d'un robot culinaire. Déposer dans un bol.

Ajouter l'huile de sésame, la coriandre, le persil, l'œuf et le gruau. Remuer avec une cuillère de bois. Façonner les boulettes.

Faire rôtir dans une poêle dans une bonne quantité d'huile d'olive ou cuire au four sur une plaque à cuisson huilée à 400 °F (200 °C) environ 20 minutes.

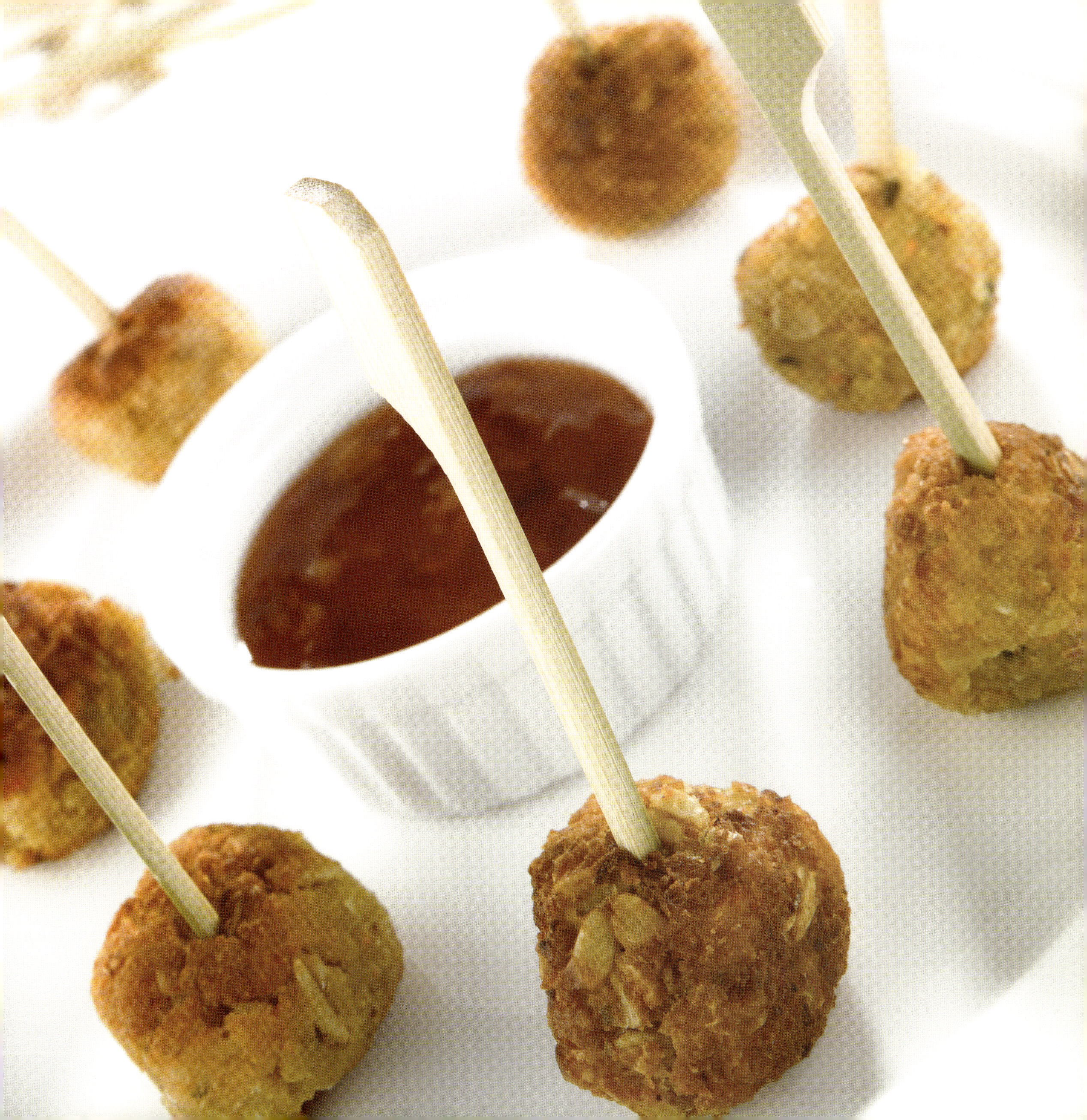

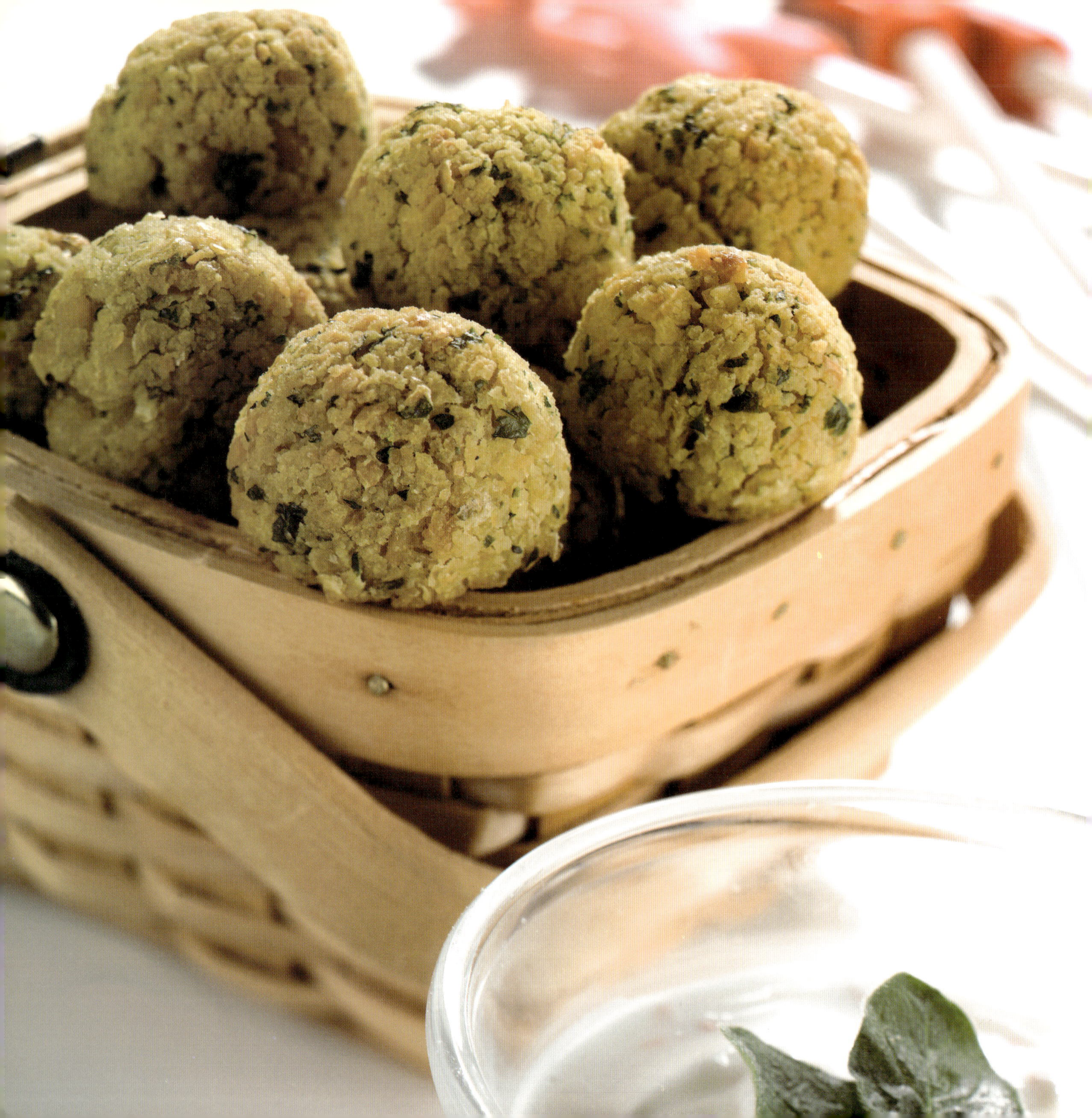

Falafels

Donne environ 12 falafels. Les falafels sont issus de la cuisine du Moyen-Orient. Ce sont des boulettes de pois chiches frites dans l'huile. Servir avec de la crème sure, du hoummus, du tzatziki ou de la sauce tomate.

1 boîte	**pois chiches**, rincés et égouttés	540 ml
1	**gousse d'ail**	1
1/2	**oignon**	1/2
1/2 c. à thé	**cumin** moulu	2,5 ml
1/2 c. à thé	**coriandre** moulue	2,5 ml
1/2 c. à thé	**sel**	2,5 ml
1/2 tasse	**persil frais**, haché grossièrement	125 ml
1/4 tasse	**couscous (semoule)**, non cuit	60 ml
	huile végétale	

Broyer tous les ingrédients sauf le couscous à l'aide d'un robot culinaire jusqu'à l'obtention d'une texture lisse.

Déposer le mélange dans un bol et ajouter le couscous. Bien remuer et réfrigérer au moins 30 minutes.

Façonner des boulettes bien compactes. Faire dorer dans une poêle dans une bonne quantité d'huile végétale très chaude.

Pour une version plus légère, déposer les falafels sur une plaque à cuisson avec 2 c. à soupe (30 ml) d'huile d'olive. Cuire au four 20 minutes à 400 °F (200 °C) en remuant régulièrement.

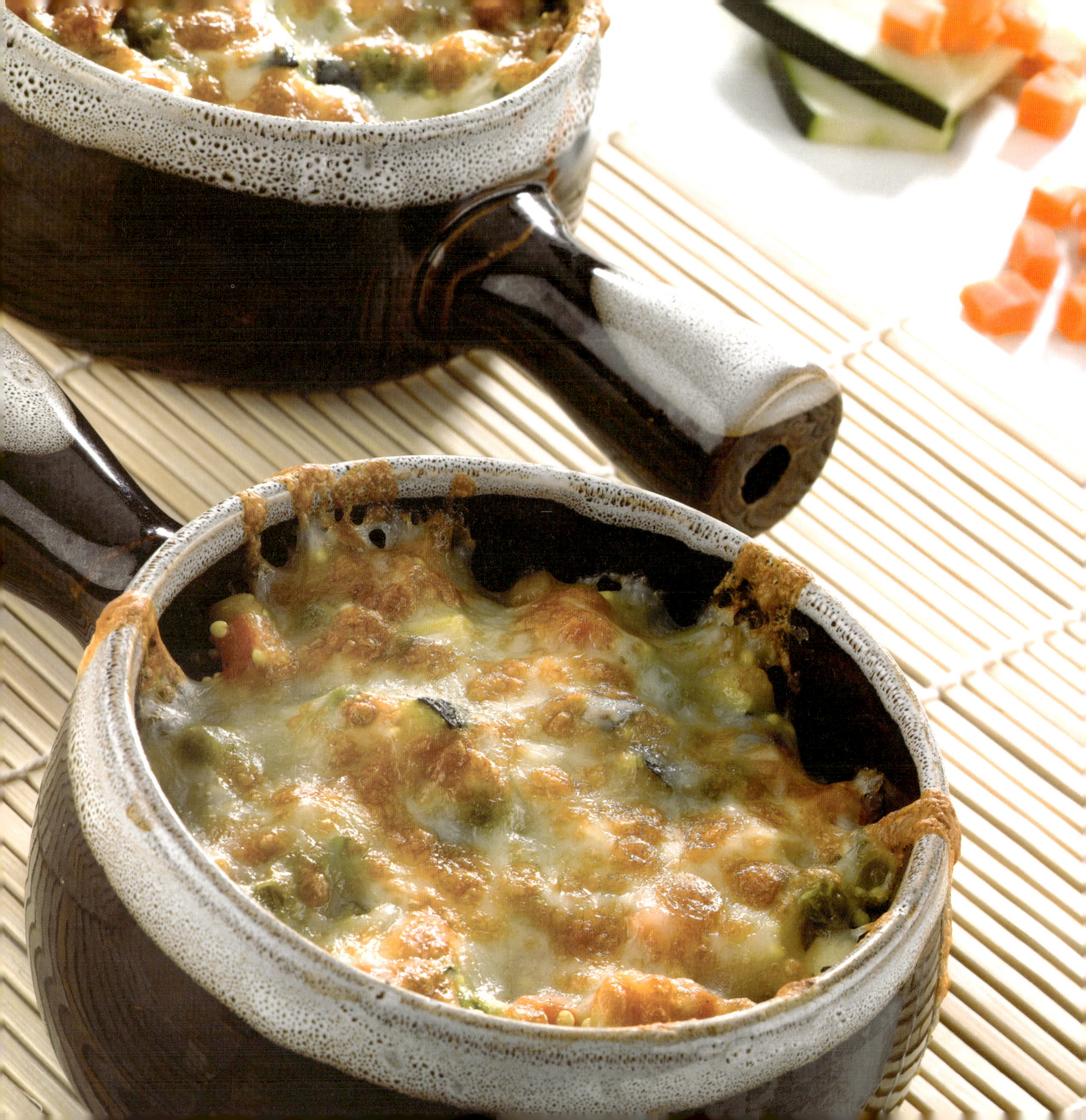

Gratin
au millet

Le millet est une excellente source de protéines pour les enfants et s'emploie bien à la place du riz. Si vous n'avez pas de miso, remplacez l'eau par du bouillon de légumes.

1 c. à soupe	**huile d'olive**	15 ml
1	petit **oignon**, haché	1
1	**gousse d'ail**, émincée	1
1/2	**courgette**, coupée en dés	1/2
1	**carotte**, coupée en dés	1
1/4 tasse	**pois verts** surgelés	60 ml
1/4 bloc	**tofu**, coupé en dés	100 g
1 tasse	**millet**	250 ml
3 tasses	**eau**	750 ml
1/8 tasse	**miso**	30 ml
1/2 c. à thé	**cari**	2,5 ml
1/2 c. à thé	**sel**	2,5 ml
1 tasse	**mozzarella**, râpé	250 ml

Dans une casserole, faire revenir l'oignon et l'ail dans l'huile. Ajouter la courgette, la carotte, les pois et le tofu. Poursuivre la cuisson à feu moyen 2 à 3 minutes.

Incorporer le millet et l'eau. Porter à ébullition et réduire le feu. Ajouter le miso, le cari et le sel. Laisser mijoter à couvert une vingtaine de minutes ou jusqu'à ce que le liquide soit absorbé.

Déposer dans un plat allant au four ou en portions individuelles. Ajouter le fromage râpé. Faire gratiner sous le gril.

Lentilles
au cumin

Pour 4 personnes. Réduisez cette recette en purée à l'aide d'un mélangeur ou d'un robot culinaire pour la servir à des enfants plus jeunes.

2 c. à soupe	**huile d'olive**	30 ml
1	**oignon**, haché	1
1	**gousse d'ail**, émincée	1
1/2	**branche de céleri**, coupée en dés	1/2
1/2	**carotte**, coupée en dés	1/2
1 tasse	**pommes de terre**, coupées en dés	250 ml
1 tasse	**lentilles**, sèches	250 ml
1 tasse	**sauce tomate** au choix	250 ml
2 tasses	**eau**	500 ml
1/2 c. à thé	**cumin** moulu	2,5 ml

Dans un chaudron, à feu moyen, faire dorer l'oignon et l'ail dans l'huile d'olive.

Ajouter le céleri, la carotte et les pommes de terre. Poursuivre la cuisson 1 à 2 minutes.

Incorporer les lentilles, la sauce tomate, l'eau et le cumin. Porter à ébullition, réduire le feu et laisser mijoter à couvert 30 minutes.

Ajouter de l'eau au besoin.

Servir avec un bon pain frais.

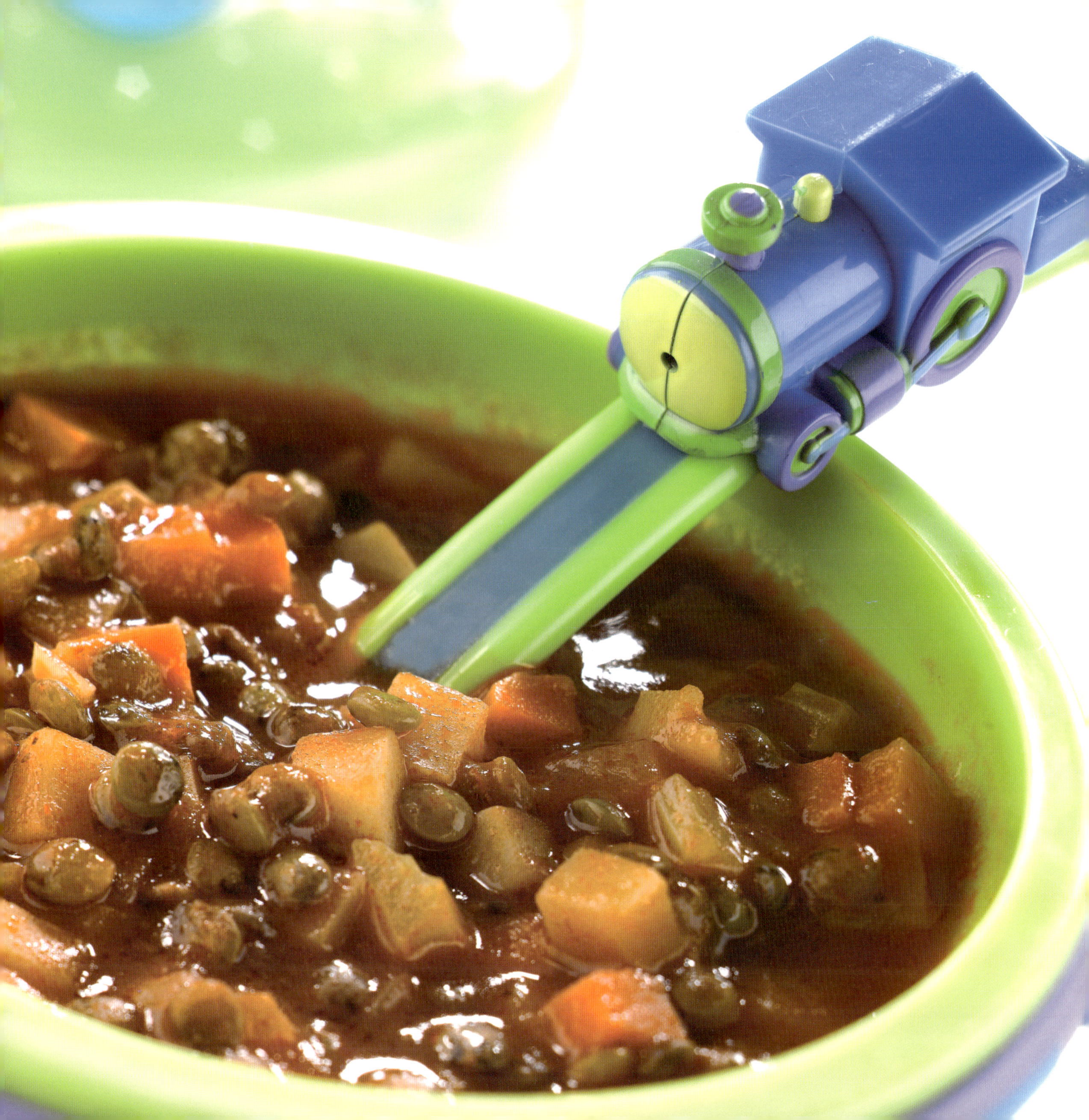

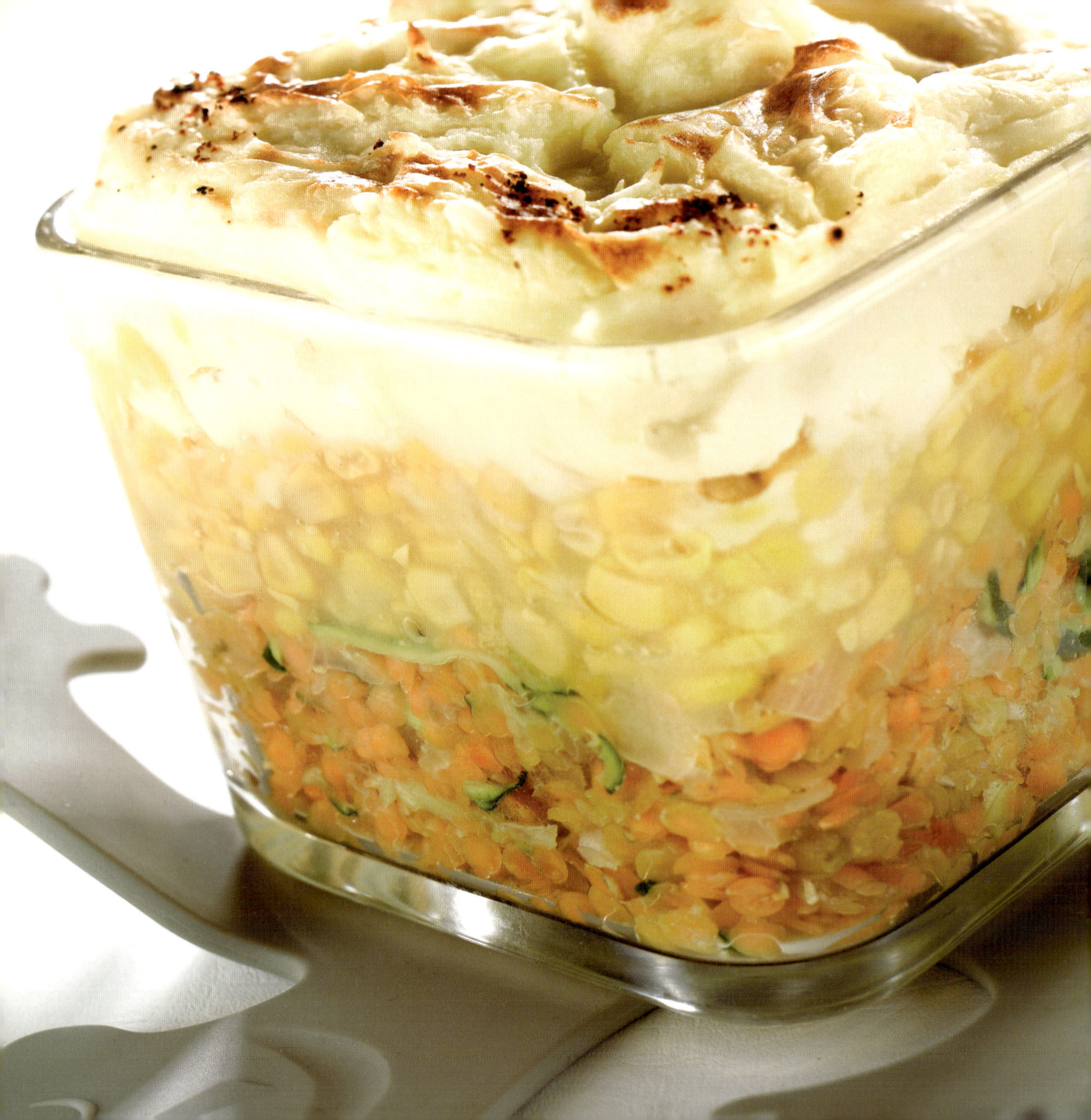

Pâté chinois
aux lentilles

Si vous n'avez pas le temps de faire cuire des lentilles, utilisez une boîte de lentilles rincées et égouttées.

1 tasse	**lentilles** au choix, sèches	250 ml
1 c. à soupe	**huile d'olive**	15 ml
1	**oignon**, haché	1
2	**gousses d'ail**, émincées	2
1 tasse	**courgette**, râpée	250 ml
3 c. à soupe	**sauce soja**	45 ml
1 boîte	**maïs en grains**	341 ml
1 boîte	**maïs en crème**	284 ml
3 tasses	**pommes de terre**	750 ml
1/4 tasse	**lait**	60 ml
1	**noix de beurre**	1

Dans un chaudron, faire cuire les lentilles 15 à 20 minutes dans une bonne quantité d'eau bouillante. Rincer et égoutter.

Dans une poêle, à feu moyen, faire revenir l'oignon et l'ail dans l'huile d'olive. Ajouter la courgette, la sauce soja et les lentilles cuites. Poursuivre la cuisson jusqu'à ce que le liquide soit absorbé. Déposer dans un plat allant au four.

Ajouter le maïs en grains égoutté et le maïs en crème. Étendre à l'aide d'une spatule.

Dans un chaudron, faire cuire les pommes de terre coupées en dés dans une bonne quantité d'eau bouillante. Réduire les pommes de terre en purée à l'aide d'un robot culinaire avec le lait et le beurre. Étendre la purée sur le maïs.

Décorer de paprika. Chauffer le pâté chinois au four environ 30 minutes à 350 °F (175 °C).

Burritos
aux lentilles

Pour 4 à 6 personnes. Les lentilles sont une excellente source de protéines végétales. Elles en contiennent presque autant que la viande. Elles sont donc un excellent choix pour les enfants végétariens.

1 c. à soupe	**huile d'olive**	15 ml
1	**oignon**, haché	1
1	**gousse d'ail**, émincée	1
1/2	**poivron vert**, coupé en dés	1/2
1/2	**poivron rouge**, coupé en dés	1/2
1	**carotte**, coupée en dés	1
1 boîte	**lentilles** au choix, rincées et égouttées	540 ml
1 boîte	**tomates italiennes**	398 ml
1/2 c. à thé	**herbes de Provence**	2,5 ml
10	**tortillas**	10
2 tasses	**cheddar**, râpé	500 ml

Dans une casserole, faire revenir l'oignon et l'ail dans l'huile d'olive.

Ajouter le poivron vert, le poivron rouge et la carotte. Poursuivre la cuisson 2 minutes à feu moyen.

Incorporer les lentilles, les tomates et les herbes de Provence. Laisser mijoter une dizaine de minutes, jusqu'à ce que les légumes soient cuits.

Déposer le mélange dans les tortillas. Garnir de fromage cheddar râpé. Plier le tiers des tortillas avant de rabattre les deux côtés. Utiliser des cure-dents pour faire tenir les burritos.

Chauffer au four 10 minutes à 350 °F (175 °C).

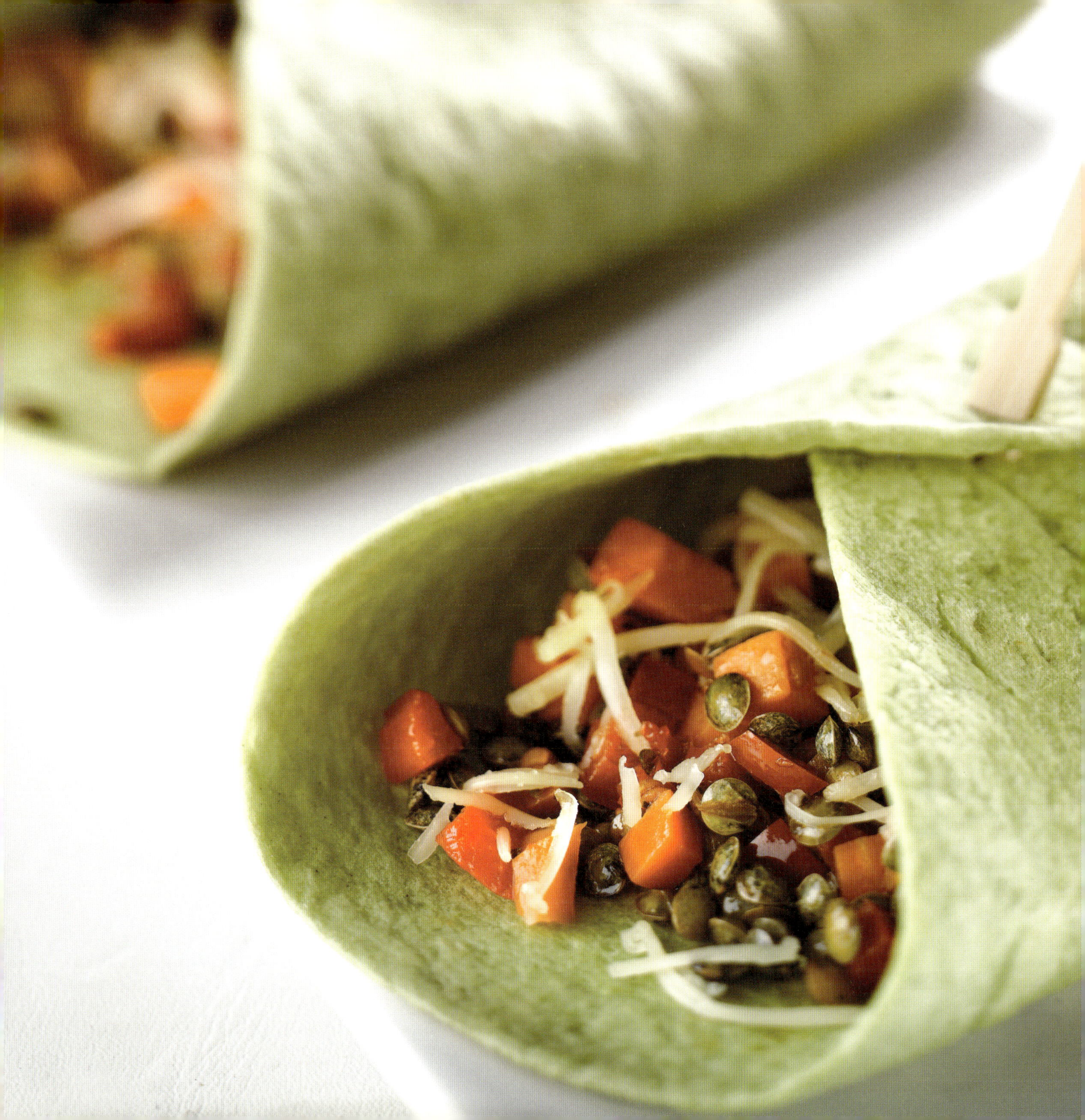

Pois chiches
à l'indienne

Plonger les épices dans l'huile en début de cuisson permet aux odeurs et aux saveurs de prendre toute leur ampleur. Savoureux !!!

2 c. à soupe	**huile d'olive**	30 ml
1 c. à thé	**curcuma**	5 ml
1 c. à thé	**coriandre** moulue	5 ml
1/2 c. à thé	**gingembre** moulu	2,5 ml
1/2 c. à thé	**graines de fenouil**	2,5 ml
1	gros **oignon**, haché	1
2	**gousses d'ail**, émincées	2
2	**tomates italiennes**, coupées en dés	2
1 tasse	**lait de coco**	250 ml
1/4 tasse	**eau**	60 ml
1 boîte	**pois chiches**, rincés et égouttés	540 ml
4 tasses	**brocoli**, en bouquets	1 l
	sel et poivre au goût	

Dans un chaudron, faire chauffer l'huile d'olive à feu vif et ajouter le curcuma, la coriandre, le gingembre et le fenouil. Remuer 30 secondes.

Ajouter l'oignon et l'ail. Poursuivre la cuisson 2 minutes à feu moyen.

Incorporer les tomates, le lait de coco, l'eau et les pois chiches. Laisser mijoter 7 minutes.

Ajouter le brocoli. Couvrir et laisser mijoter jusqu'à ce que la cuisson du brocoli soit à votre goût. Vous pouvez ajouter un peu d'eau pour une texture plus liquide.

Servir avec du riz, du couscous ou du pain.

Variante : Remplacez les pois chiches par une boîte de lentilles et le brocoli, par du chou-fleur.

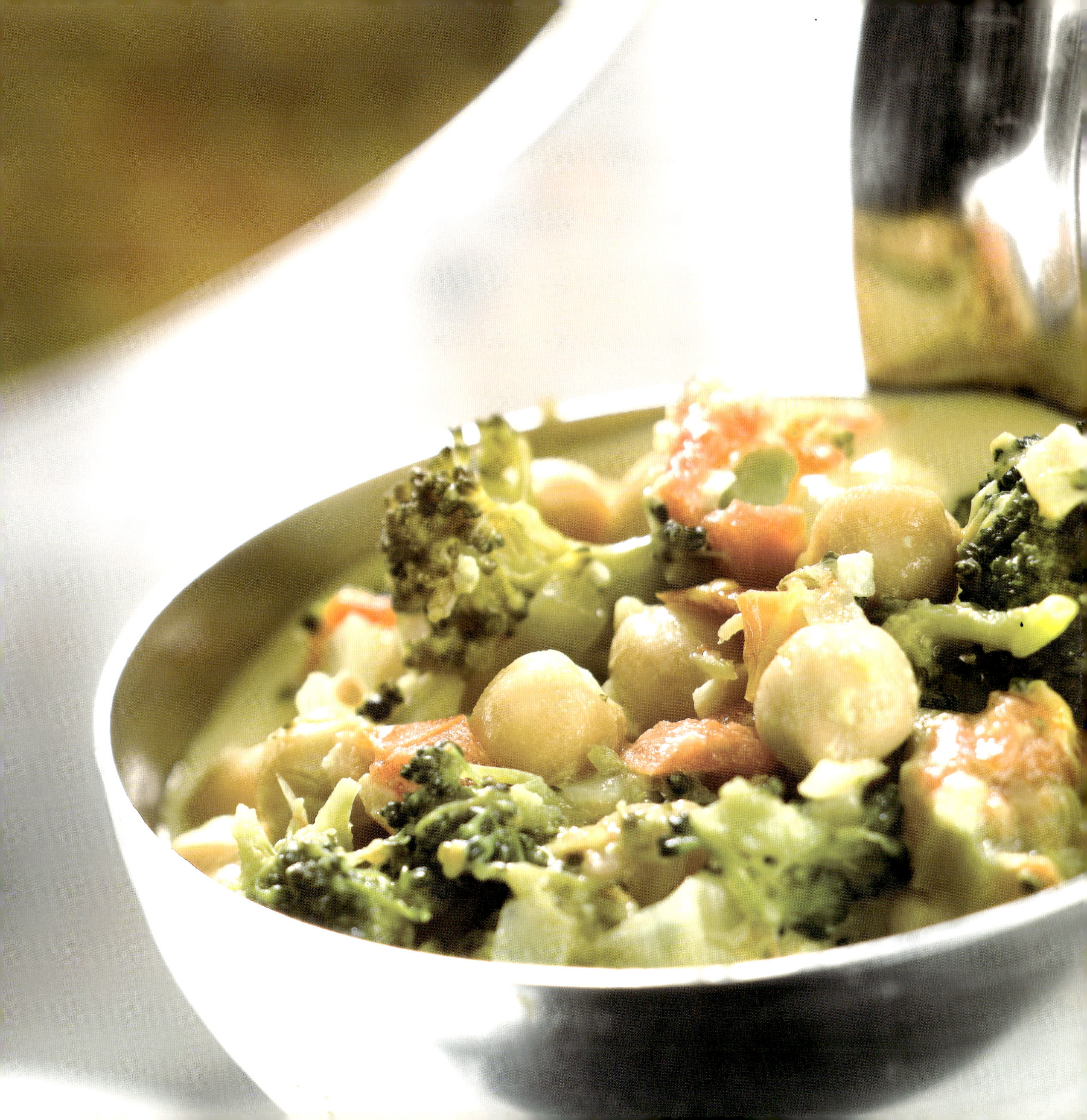

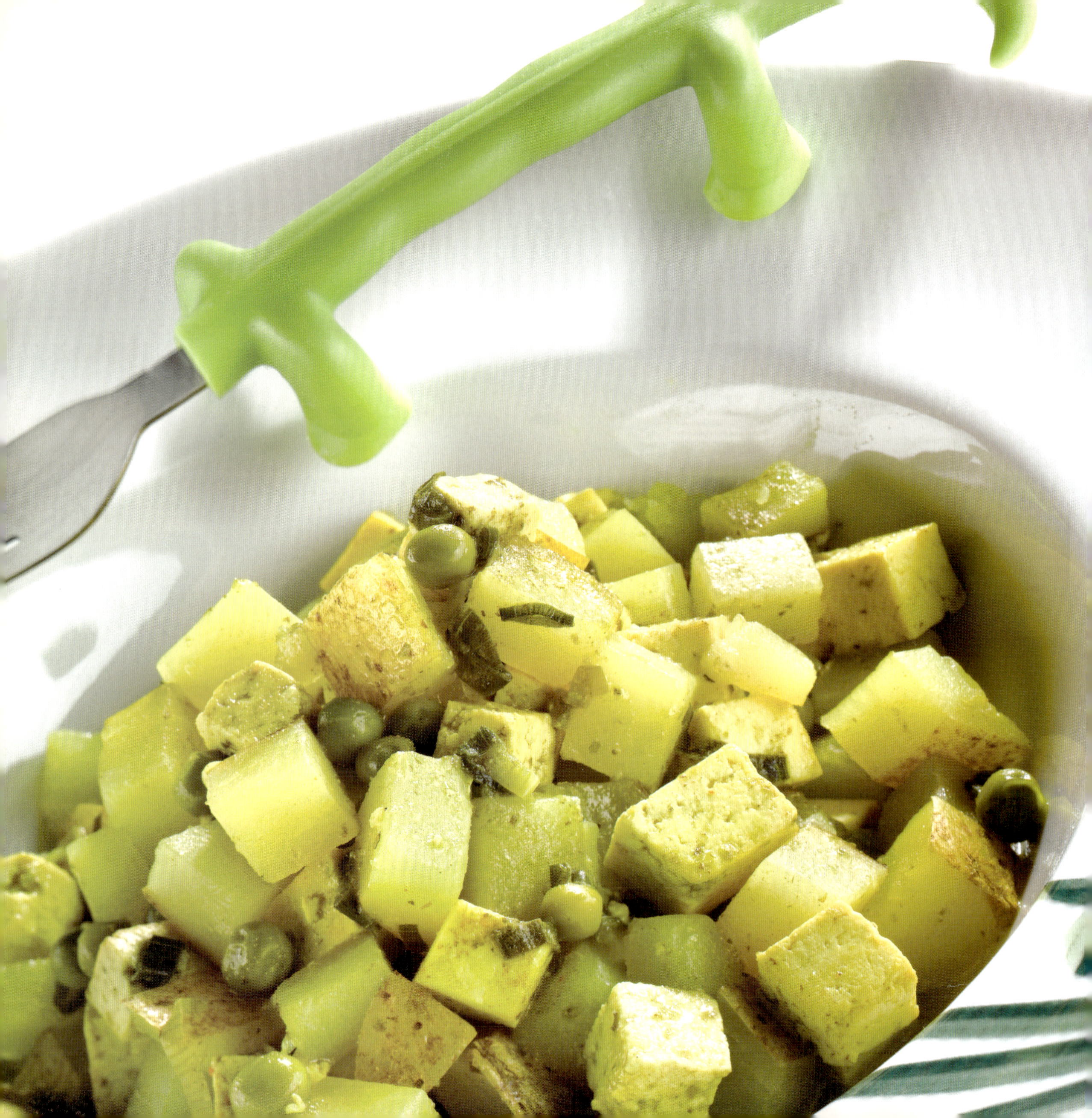

Méli-Mélo
patates et tofu

Les enfants adorent le curcuma. La couleur est vivante et le goût, exquis. Bavette requise pour les petits parce que ça tache !!!

2 c. à soupe	**pesto**	30 ml
7	**oignons verts**, émincés	7
3 tasses	**patates**, coupées en dés	750 ml
2 tasses	**tofu**, coupé en dés	500 ml
1 tasse	**eau**	250 ml
1 tasse	**pois verts** surgelés	250 ml
2 c. à thé	**curcuma**	10 ml
1 c. à thé	**sel**	5 ml
	poivre au goût	

Dans un chaudron, à feu moyen, faire revenir les oignons verts dans le pesto 1 à 2 minutes.

Ajouter les patates et le tofu. Poursuivre la cuisson 2 minutes.

Incorporer l'eau, les pois et le reste des ingrédients. Porter à ébullition, réduire le feu et laisser mijoter à couvert 30 minutes.

Bâtonnets de tofu

Les enfants adorent cette recette. Pourquoi ? Parce qu'ils peuvent prendre les petits bâtonnets entre leurs doigts et les tremper dans leur sauce préférée. Vous pourriez remplacer le tofu par la même quantité de poulet.

1 bloc	**tofu**	454 g
1/2 tasse	**chapelure**	125 ml
2 c. à thé	**paprika**	10 ml
1 c. à soupe	**flocons d'oignon**	15 ml
1 c. à thé	**sel d'ail**	5 ml
1 c. à thé	**curcuma**	5 ml
2 c. à soupe	**huile d'olive**	30 ml

Couper le tofu en bâtonnets.

Dans une assiette, mélanger la chapelure, le paprika, les flocons d'oignon, le sel d'ail et le curcuma. Rouler chacun des bâtonnets dans le mélange de chapelure. Bien enrober.

Déposer le tofu sur une plaque à cuisson recouverte de l'huile d'olive. Cuire au four à 400 °F (200 °C) 20 à 25 minutes en retournant les bâtonnets au cours de la cuisson.

Servir avec votre sauce ou trempette préférée.

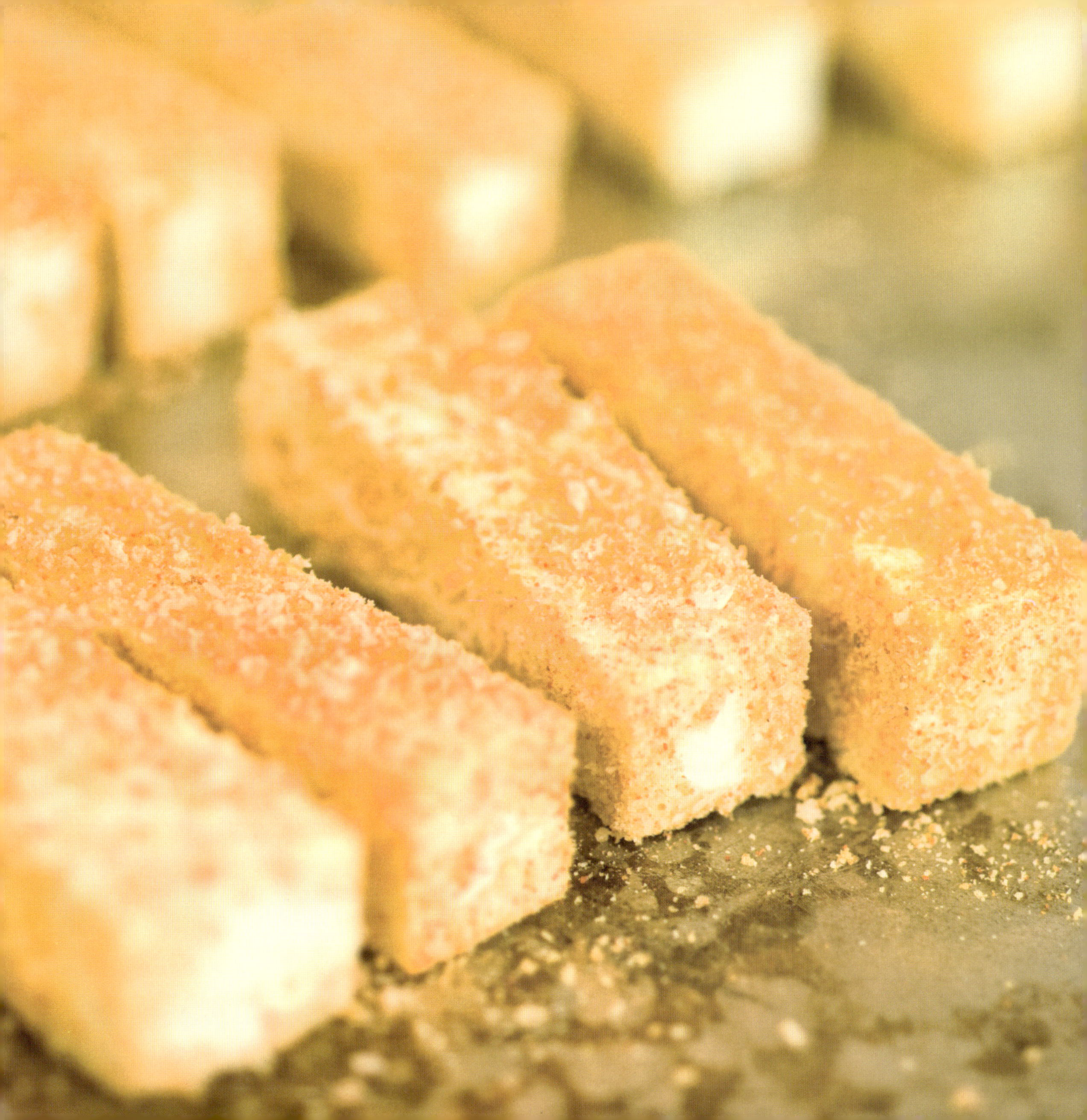

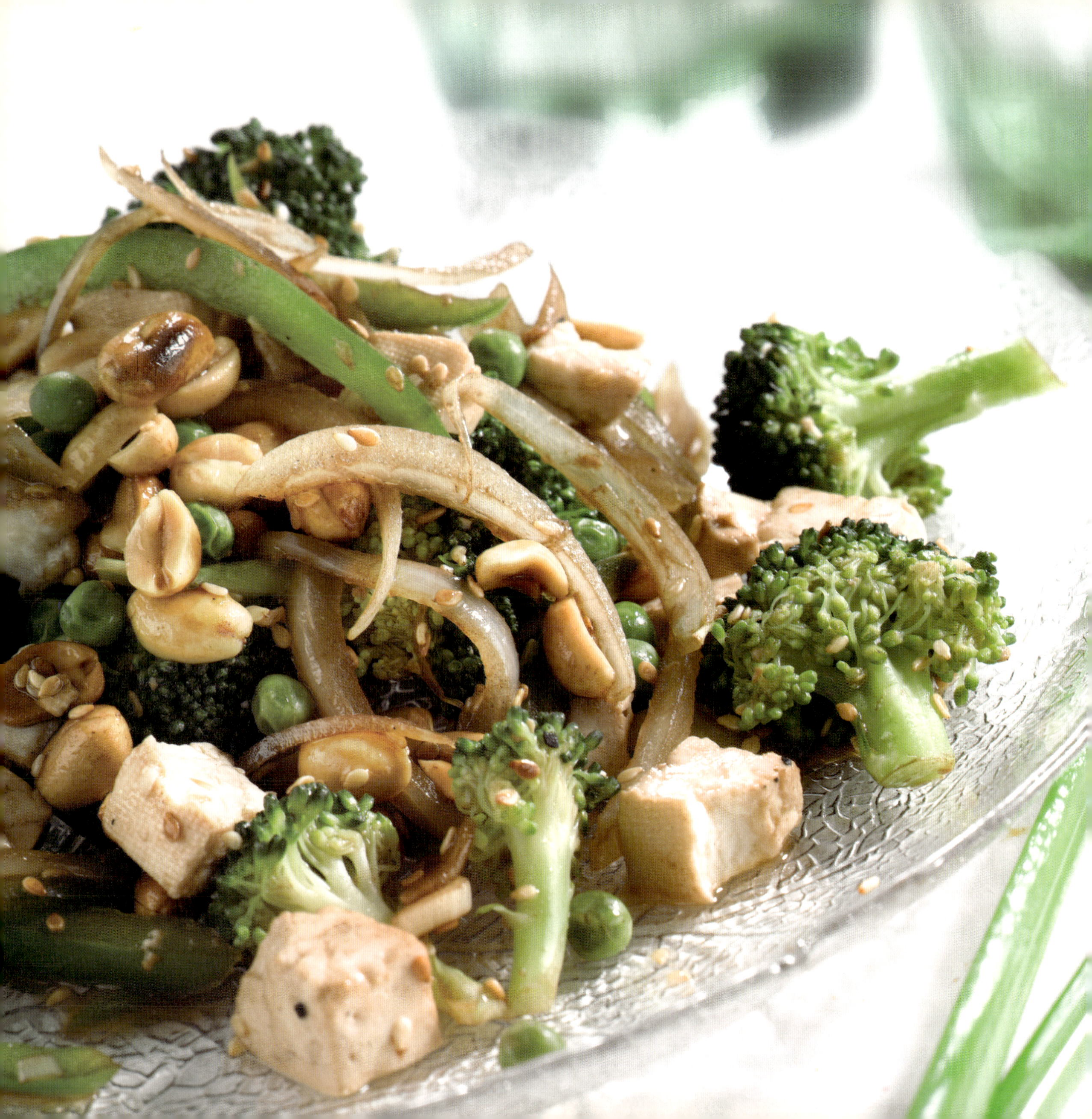

Sauté
au tofu

Pour une cuisson plus rapide, vous pouvez faire cuire le brocoli quelques minutes au micro-ondes avant de l'ajouter à la recette. Le brocoli est une excellente source de calcium et de vitamines.

2 c. à soupe	**huile d'olive**	30 ml
1	**oignon**, coupé en lanières	1
2	**gousses d'ail**, émincées	2
1 bloc	**tofu**, coupé en dés	454 g
1/2	**poivron vert**, coupé en lanières	1/2
1 tasse	**pois verts** surgelés	250 ml
4 tasses	**brocoli**	1 l (ou 1 brocoli entier)
2 c. à soupe	**sauce soja**	30 ml
1/4 tasse	**arachides**, grillées	60 ml
1/8 tasse	**graines de sésame**, grillées	30 ml
	sel et poivre au goût	

Dans un wok, à feu vif, faire chauffer l'huile d'olive et faire revenir l'oignon et l'ail en remuant constamment.

Ajouter le tofu, cuire 1 à 2 minutes et réduire légèrement le feu. Ajouter le poivron vert, les pois, le brocoli et la sauce soja. Poursuivre la cuisson jusqu'à ce que les légumes soient à votre goût.

En fin de cuisson, ajouter les arachides et les graines de sésame que vous aurez fait griller à sec quelques minutes dans une poêle. Servir.

Variante : Remplacez le poivron par 1 tasse (250 ml) de fèves germées. Vous pouvez aussi mettre des noix de cajou à la place des arachides.

Cannellonis
au tofu

Pour 4 personnes. L'utilisation du tofu rend cette recette beaucoup plus légère que si on n'avait utilisé que du fromage. Choisissez une sauce tomate du commerce, une sauce tomate maison ou une sauce pour pâtes végétarienne.

1 tasse	**tofu**, écrasé	250 ml
3/4 tasse	**fromage cottage**	180 ml
1/4 tasse	**parmesan frais**, râpé	60 ml
1/2 tasse	**cheddar fort**, râpé	125 ml
1 c. à thé	**sel d'ail**	5 ml
1/2 c. à thé	**basilic** séché	2,5 ml
1/2 c. à thé	**origan** séché	2,5 ml
7	**pâtes à cannellonis**	125 g
4 tasses	**sauce tomate** au choix	1 l
2 tasses	**eau**	500 ml

Dans un bol, mélanger le tofu écrasé à l'aide d'une fourchette, le fromage cottage, le parmesan et le cheddar. Ajouter les assaisonnements. Remplir les pâtes à cannellonis à une extrémité. Déposer dans un plat allant au four.

Napper de sauce tomate et d'eau. Couvrir de papier d'aluminium. Cuire au four à 350 °F (175 °C) pendant 45 minutes.

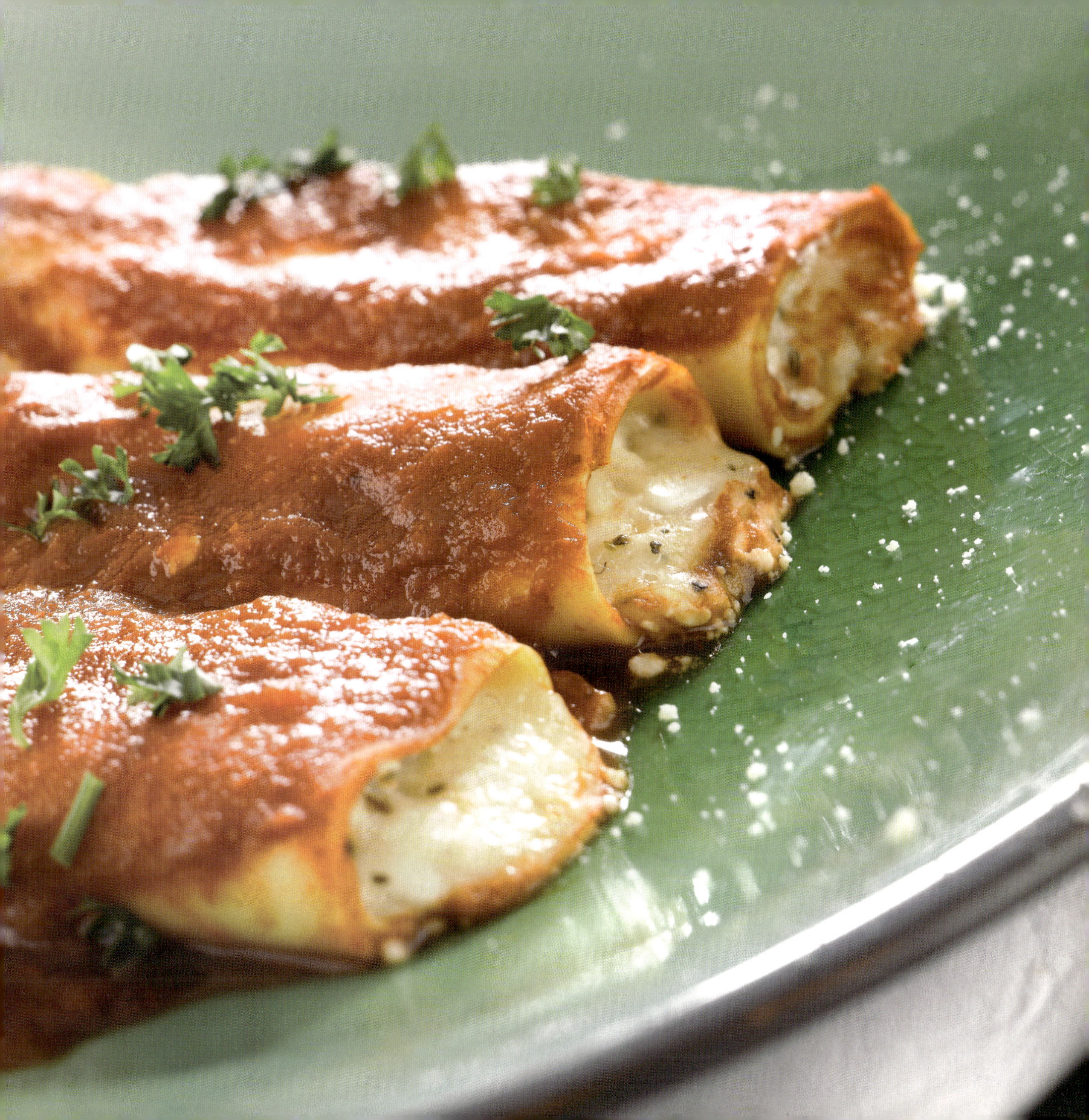

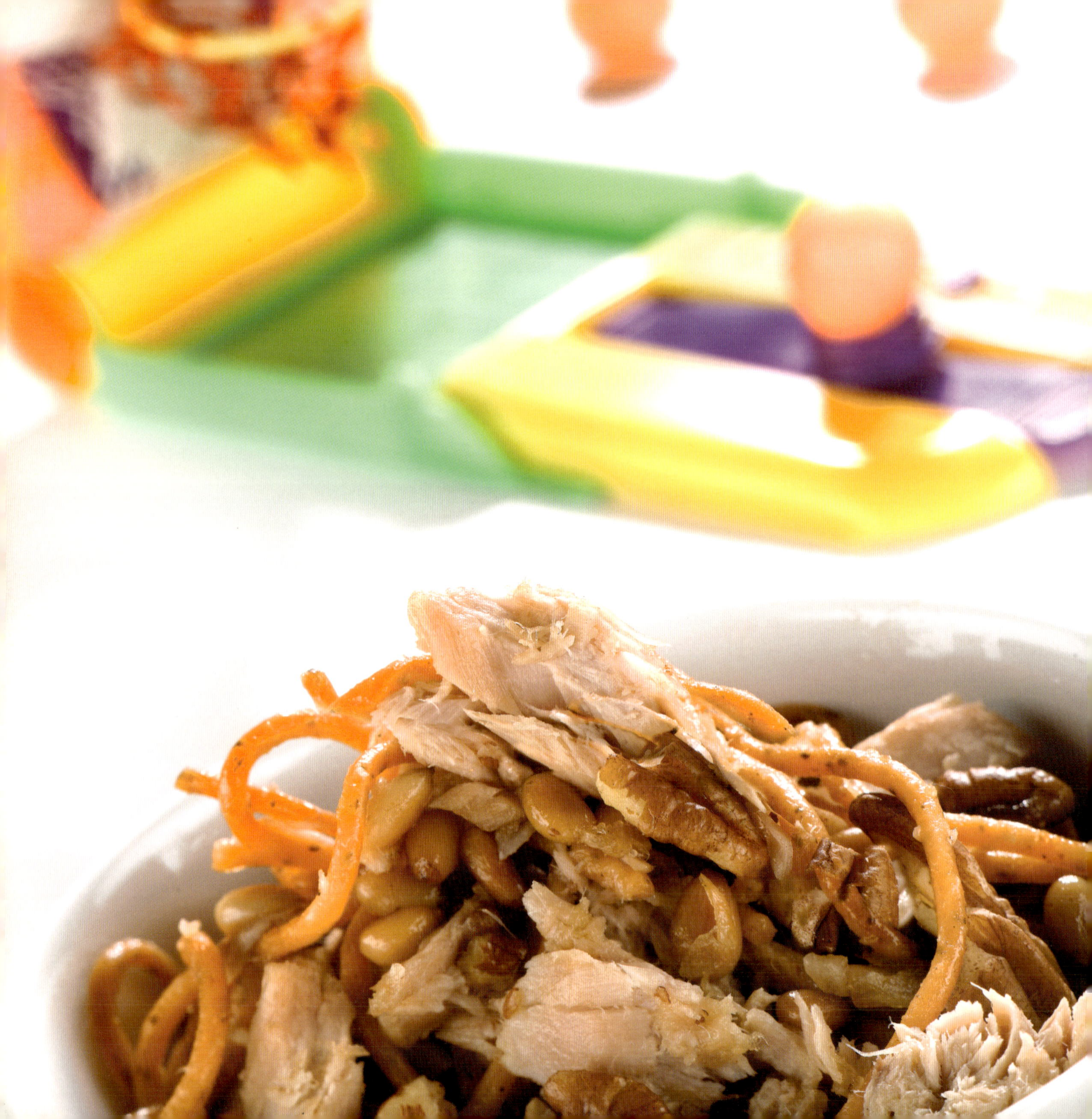

Spaghettini
au thon

Pour 4 personnes. Les enfants ne disent jamais non à un plat de pâtes, et encore moins à cette recette de spaghettini au thon. Rapide et facile !

1 paquet	**spaghettini aux tomates séchées**	375 g
1/3 tasse	**noix de pin**, grillées	80 ml
1/4 tasse	**pacanes**, grillées	60 ml
1/3 tasse	**huile d'olive**	80 ml
4	**gousses d'ail**	4
1 boîte	**thon en morceaux**	133 g
	sel et poivre au goût	

Faire cuire les pâtes selon les indications du fabricant. Rincer et réserver.

Dans une poêle, à feu moyen, faire griller à sec les noix de pin et les pacanes. Déposer dans un mélangeur ou un robot culinaire. Réduire en purée avec l'huile d'olive et l'ail. Réserver.

Dans une grande poêle, faire chauffer le mélange de noix à feu moyen. Ajouter les pâtes et le thon égoutté. Bien remuer pour chauffer uniformément. Ajouter un peu d'eau pour une recette plus liquide. Saler et poivrer au goût. Décorer de quelques pacanes et noix de pin grillées. Servir aussitôt.

Pizza au tofu

Variante : Pour réaliser la recette, utiliser des mini-pitas.

Donne 4 petites pizzas. Utilisez une sauce tomate du commerce ou la recette de sauce à spaghetti inscrite ci-dessous. Vous pouvez remplacer le tofu par la même quantité de viande hachée de votre choix.

4	**pains pita**	4
1 tasse	**sauce tomate** au choix	250 ml
1 c. à soupe	**huile d'olive**	15 ml
1/2	**oignon**, haché	1/2
1	**gousse d'ail**, émincée	1
1/2 tasse	**courgette**, râpée	125 ml

1/2 bloc	**tofu**, émietté	225 g
1 c. à soupe	**sauce soja**	15 ml
1/2 c. à thé	**curcuma**	2,5 ml
1 tasse	**fromage cheddar fort**, râpé	250 ml
1 tasse	**fromage havarti**, râpé	250 ml

Dans une poêle, à feu moyen, faire revenir l'oignon et l'ail dans l'huile d'olive pendant 3 minutes. Ajouter la courgette, le tofu, la sauce soja et le curcuma. Poursuivre la cuisson 5 minutes.

Déposer les pains pita dans des assiettes à tarte en aluminium. Garnir le dessus des pains pita de sauce tomate, du mélange au tofu et ajouter les fromages râpés.

Cuire au four 15 minutes à 400 °F (200 °C). Faire dorer le fromage en fin de cuisson sous le gril. Couper en pointes et servir.

Sauce à spaghetti

Donne 6 tasses (1,5 l) de sauce aux légumes. Un grand classique, un incontournable. Si vos enfants n'aiment pas beaucoup les légumes, écrasez votre sauce à l'aide d'un pilon en fin de cuisson pour réduire la taille des légumes. Vous pouvez aussi réduire la sauce en purée à l'aide d'un mélangeur ou d'un robot culinaire.

2 c. à soupe	**huile d'olive**	30 ml
1	**oignon**, haché	1
2	**gousses d'ail**, émincées	2
1/2	**poivron vert**, coupé en dés	1/2
1	**carotte**, coupée en dés	1
1/2	**courgette**, coupée en dés	1/2
10	**haricots verts**, coupés en petits morceaux	10

1 tasse	**champignons**, émincés	250 ml
1 boîte	**tomates en dés**	796 ml
1 tasse	**eau**	250 ml
2 c. à thé	**curcuma**	10 ml
2 c. à thé	**paprika**	10 ml
	sel et poivre au goût	

Dans un chaudron, à feu moyen, faire revenir l'oignon et l'ail dans l'huile d'olive pendant 2 minutes.

Ajouter le poivron, la carotte, la courgette, les haricots et les champignons. Poursuivre la cuisson 5 minutes.

Incorporer les tomates, l'eau, le curcuma et le paprika. Laisser mijoter à couvert au moins 25 minutes. Assaisonner au goût.

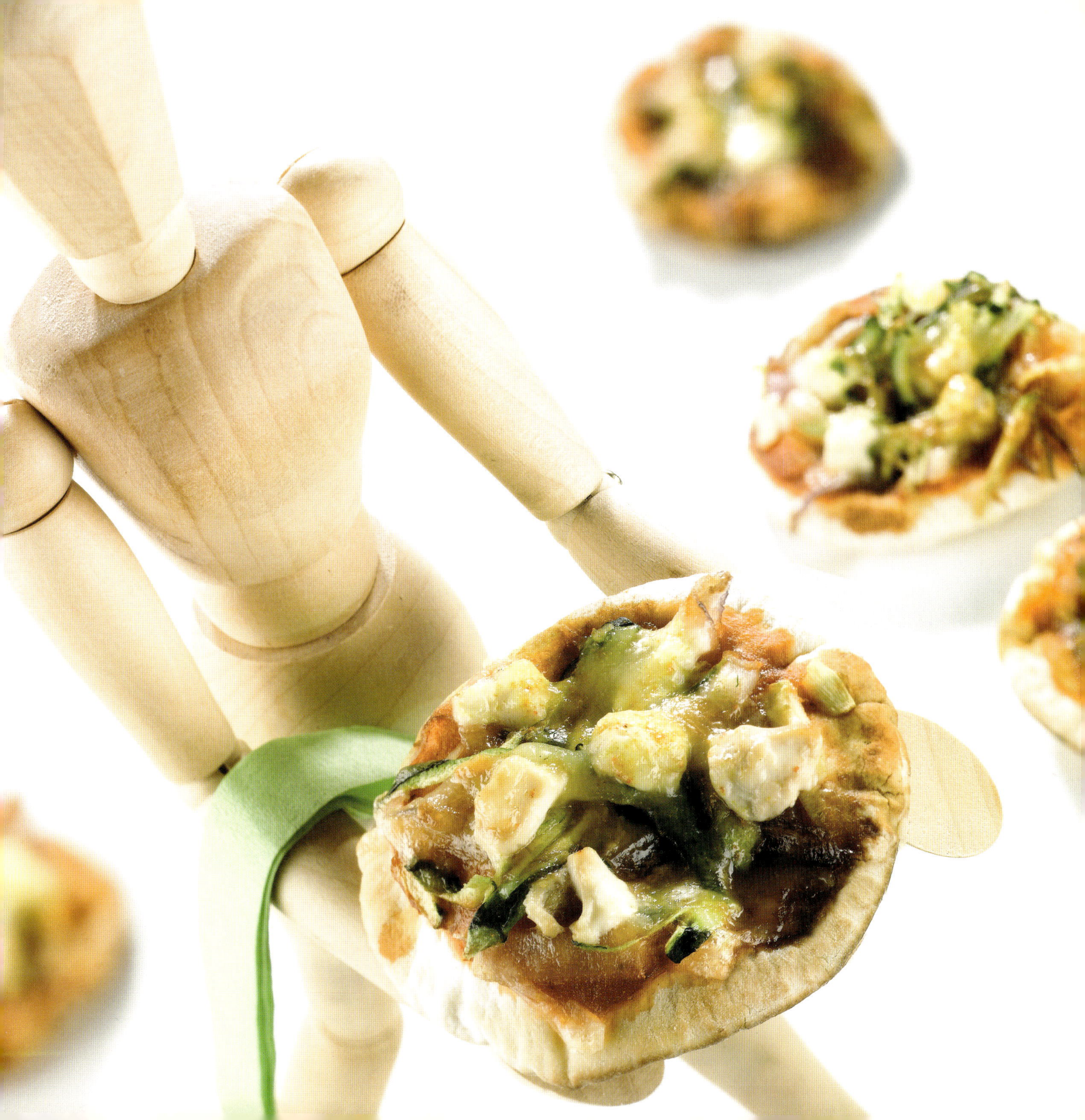

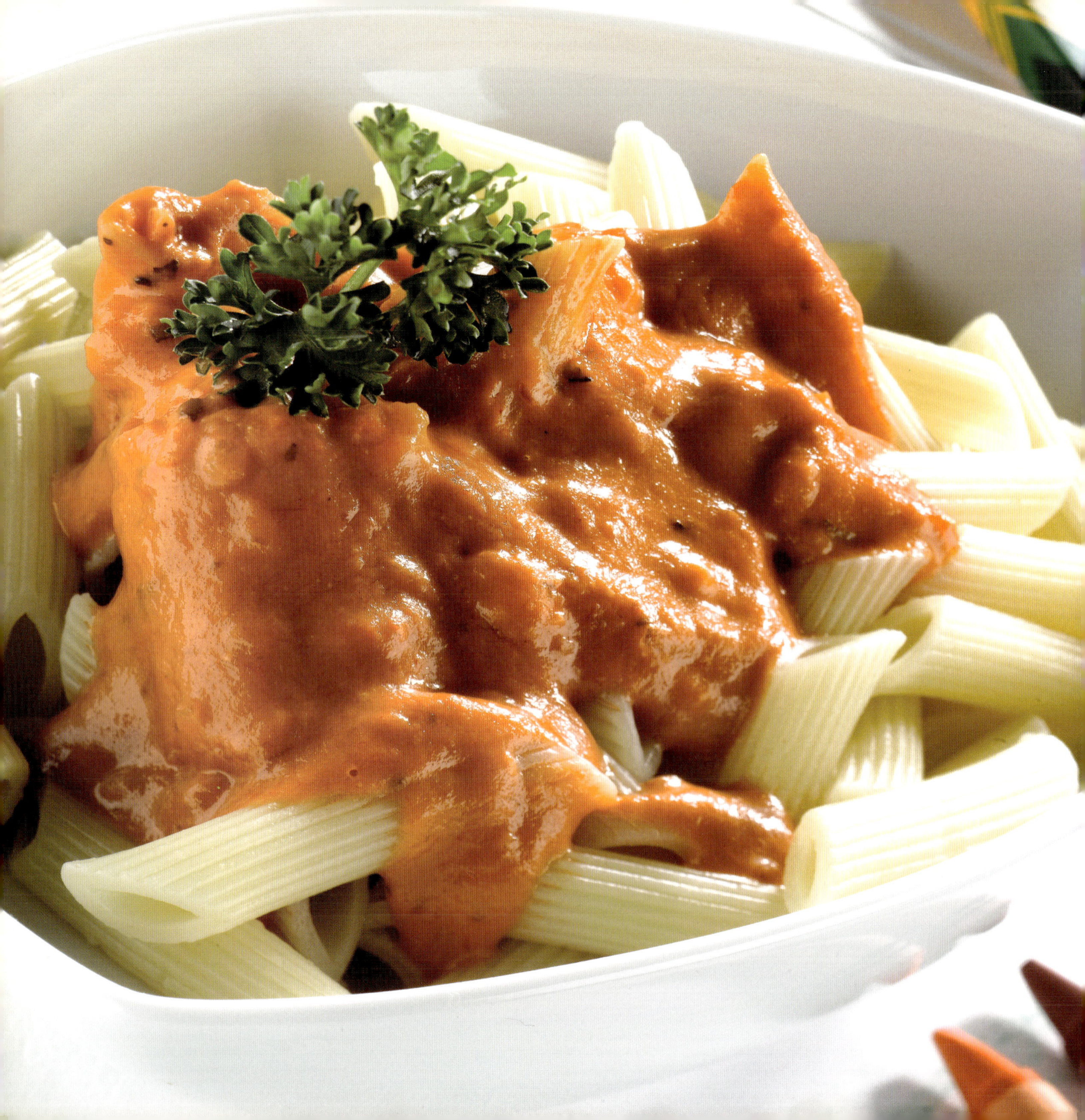

Penne
sauce rosée

Pour 4 personnes. La recette de base de sauce aux tomates pourrait être utilisée comme sauce à pizza, comme point de départ pour une sauce aux légumes ou pour un bon macaroni sauce tomate.

3/4 lb	**pâtes penne**	300 g
2 c. à soupe	**huile d'olive**	30 ml
1	**oignon**, haché	1
4	**gousses d'ail**, émincées	4
1 boîte	**tomates en dés**	796 ml
1 pincée	**sucre**	
1/3 tasse	**crème champêtre** (15 %)	80 ml

Faire cuire les pâtes selon les indications du fabricant. Rincer et égoutter.

Dans une grande poêle, à feu moyen, faire revenir l'oignon haché finement dans l'huile d'olive. Attendre qu'il soit doré avant d'ajouter l'ail émincé. Laisser caraméliser et incorporer les tomates. Laisser mijoter 10 minutes en secouant la poêle de temps en temps.

Réduire la sauce en purée à l'aide d'un robot culinaire. Remettre à chauffer dans la poêle et incorporer la crème. Servir sur les pâtes.

Farfalles
gratinées

Avec des petites pâtes en forme de boucle, on ne peut jamais se tromper avec les enfants. Rappelez-vous votre propre enfance...

1/3 lb	**farfalles**	150 g
2 tasses	**macédoine** surgelée	500 ml
1 c. à soupe	**huile d'olive**	15 ml
1	**oignon**, haché	1
1	**gousse d'ail**, émincée	1
5	**champignons**, coupés en dés	5
2 c. à soupe	**farine**	30 ml
2 c. à soupe	**beurre**	30 ml
1 1/2 tasse	**lait**	375 ml
1 1/2 tasse	**fromage cheddar**, râpé	375 ml

Faire cuire les pâtes selon les indications du fabricant. Rincer et égoutter.

Pendant ce temps, faire cuire la macédoine de légumes quelques minutes à la vapeur.

Dans une poêle, faire revenir l'oignon, l'ail et les champignons dans l'huile d'olive quelques minutes à feu moyen.

Dans un bol allant au micro-ondes, faire fondre le beurre avec la farine 30 secondes. Ajouter le lait. Chauffer 7 à 8 minutes jusqu'à l'obtention d'une béchamel, en remuant toutes les 2 minutes. Assaisonner au goût.

Mélanger tous les ingrédients dans un plat allant au four. Ajouter le fromage râpé et cuire au four 10 à 15 minutes à 350 °F (175 °C). Faire dorer le fromage en fin de cuisson sous le gril.

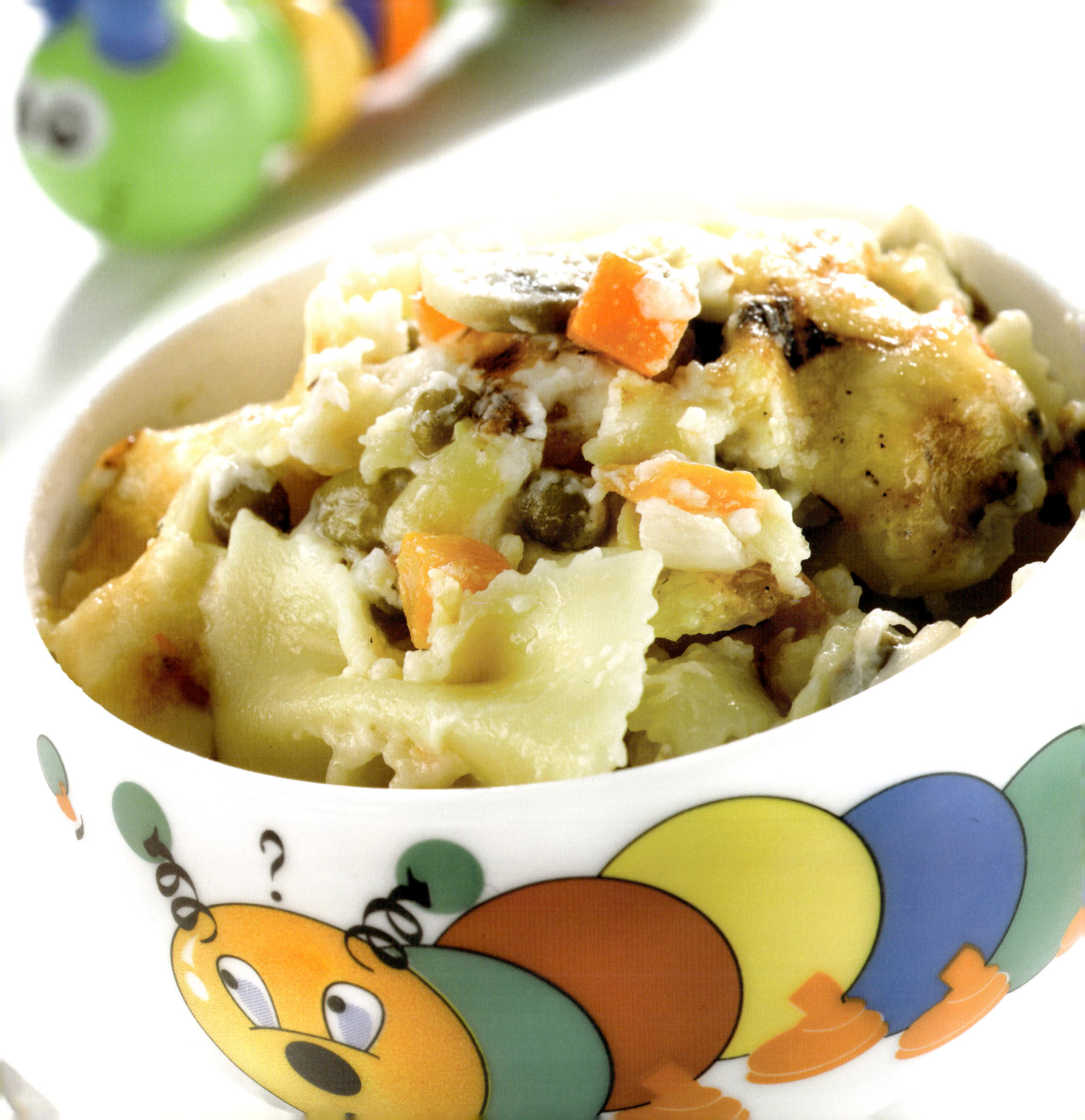

Lasagne
aux courgettes

Une lasagne est comme une œuvre d'art. Il faut y mettre du temps, mais le résultat est grandiose. Comme variante, vous pourriez ajouter des épinards cuits à votre sauce béchamel.

12	**pâtes à lasagne**	12
1 c. à soupe	**huile d'olive**	15 ml
1	**oignon**, haché	1
3	**gousses d'ail**, émincées	3
4 tasses	**courgettes**, coupées en dés	1 l
1/2 c. à thé	**sel**	2,5 ml
1/2 c. à thé	**origan** séché	2,5 ml
	poivre au goût	
2 c. à soupe	**farine**	30 ml
2 c. à soupe	**beurre**	30 ml
1 1/2 tasse	**lait**	375 ml
1 tasse	**sauce tomate** au choix	250 ml
1 1/2 tasse	**fromage cottage**	375 ml
2 tasses	**cheddar**, râpé	500 ml

Faire cuire les pâtes à lasagne selon les indications du fabricant. Rincer à l'eau froide et réserver.

Pendant ce temps, à feu moyen, faire revenir l'oignon, l'ail et les courgettes dans l'huile d'olive. Ajouter le sel, l'origan et le poivre au goût.

Dans un bol allant au micro-ondes, faire fondre le beurre avec la farine 30 secondes. Ajouter le lait. Chauffer 7 à 8 minutes jusqu'à l'obtention d'une béchamel, en remuant aux 2 minutes. Assaisonner au goût. Verser la sauce tomate dans la béchamel et bien remuer.

Dans un plat allant au four, verser un peu de sauce et disposer une rangée de pâtes. Ajouter de la béchamel et la moitié du mélange aux légumes. Disposer une autre rangée de pâtes avec le fromage cottage et un peu de béchamel. Placer une nouvelle rangée de pâtes avec de la béchamel et l'autre moitié du mélange aux légumes. Terminer avec des pâtes, le reste de la béchamel et le fromage cheddar râpé.

Cuire au four à 350 °F (175 °C) 40 minutes. Faire dorer le fromage en fin de cuisson sous le gril.

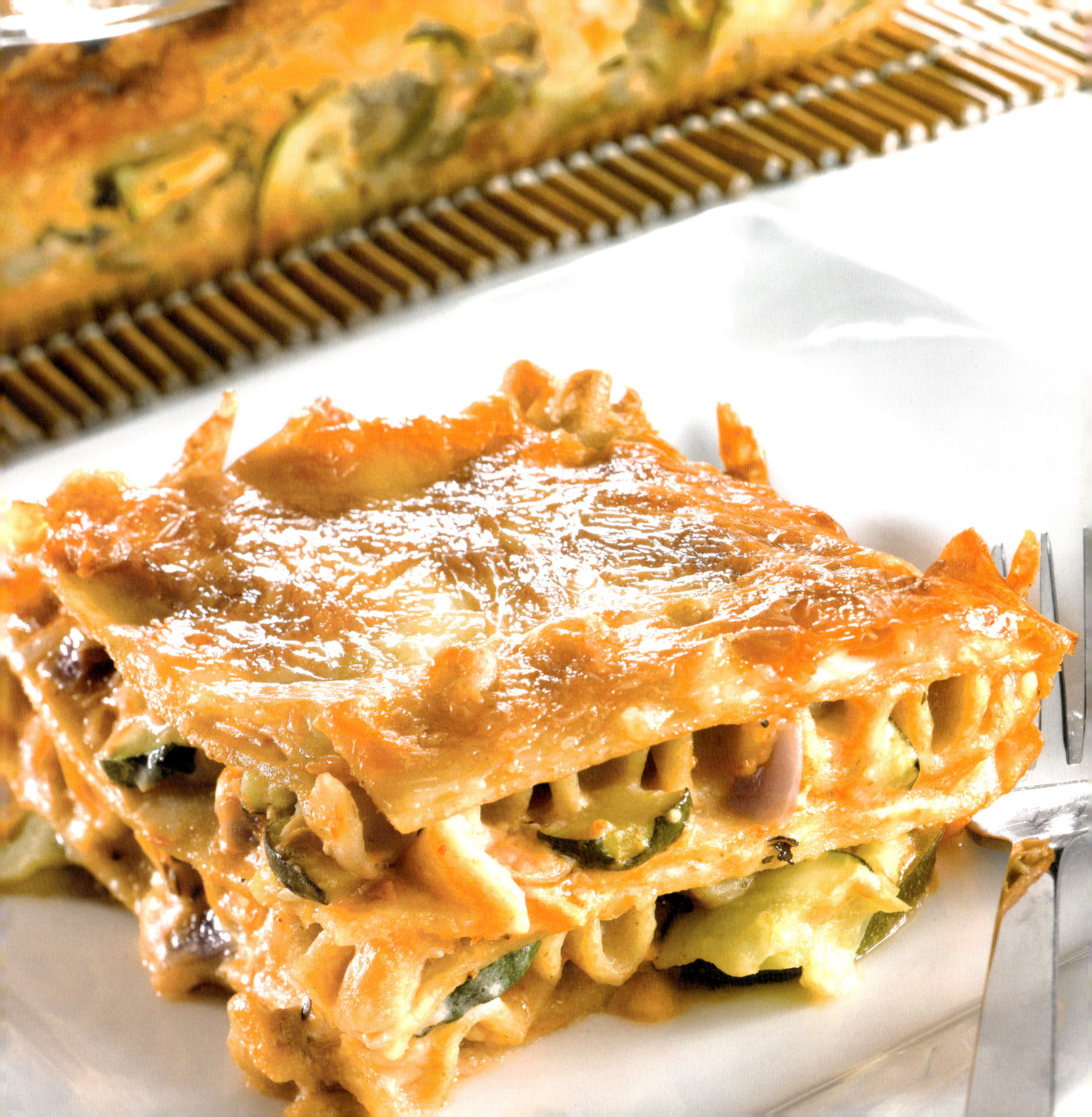

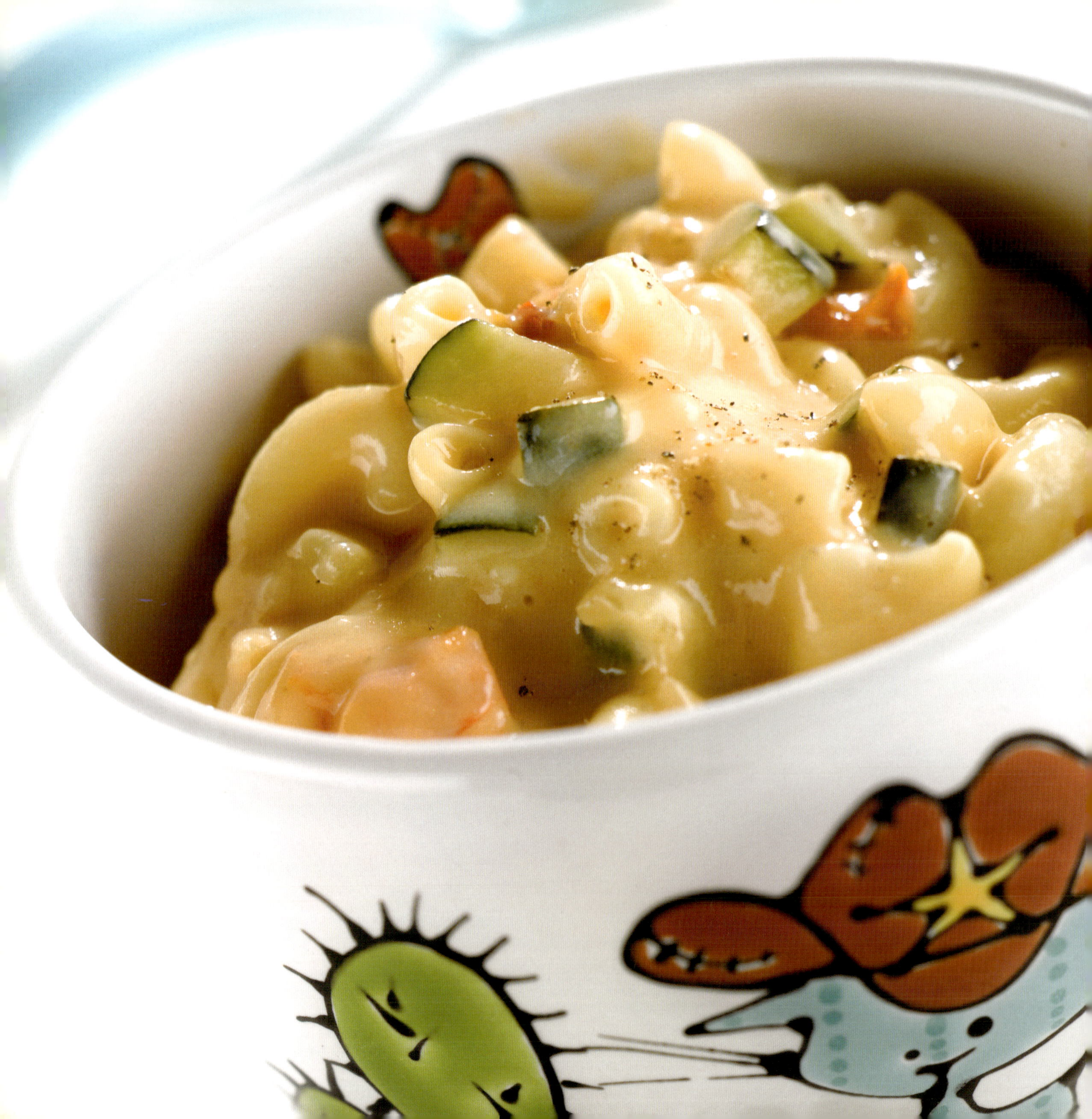

Macaroni
au fromage

Vous pouvez explorer le vaste monde des fromages pour remplacer le cheddar. Optez pour un fromage à pâte dure comme le gouda ou l'emmental. Vous pourriez aussi ajouter un peu de sauce tomate à cette recette de macaroni au fromage.

2 1/2 tasses	**macaroni**, non cuit	625 ml
1 c. à soupe	**huile d'olive**	15 ml
1	petit **oignon**, haché	1
1	grosse **gousse d'ail**, émincée	1
1/2 tasse	**courgette**, coupée en dés	125 ml
1	**tomate**, coupée en dés	1
2 c. à soupe	**beurre**	30 ml
2 c. à soupe	**farine**	30 ml
1 tasse	**lait**	250 ml
2 tasses	**cheddar mi-fort jaune**, râpé	500 ml
	sel et poivre au goût	

Faire cuire le macaroni selon les indications du fabricant. Rincer et réserver.

Dans une poêle, faire revenir l'oignon et l'ail dans l'huile d'olive. Ajouter la courgette et la tomate. Poursuivre la cuisson 2 minutes et réserver.

Dans la même poêle, à feu moyen, faire fondre le beurre et ajouter la farine. Incorporer le lait graduellement en remuant avec une cuillère de bois. Laisser épaissir la béchamel. Ajouter le fromage râpé et laisser fondre.

Ajouter les légumes et le macaroni à la béchamel. Réchauffer et servir aussitôt.

Si vous devez laisser patienter votre macaroni au fromage, ajouter un peu de lait avant de servir.

Chili

au poisson

La sole a un goût très doux qui se marie bien à ce chili. Vous pourriez aussi utiliser un autre poisson à chair blanche.

1 c. à soupe	**huile d'olive**	30 ml
1 c. à soupe	**beurre**	30 ml
1/2	**oignon rouge**, haché	1/2
2	**gousses d'ail**, émincées	2
1	**poivron de couleur**, coupé en dés	1
5	**champignons**, tranchés	5
1	**petite courgette**, coupée en dés	1
3 tasses	**bouquets de brocoli**	750 ml
1 boîte	**tomates italiennes**	796 ml
2 c. à thé	**basilic** séché	10 ml
2 c. à thé	**persil** séché	10 ml
2 c. à thé	**sel d'ail**	10 ml
1 tasse	**haricots rouges en boîte**, rincés et égouttés	250 ml
1 tasse	**maïs** surgelé	250 ml
2	**filets de sole**	200 g
	sel et poivre au goût	

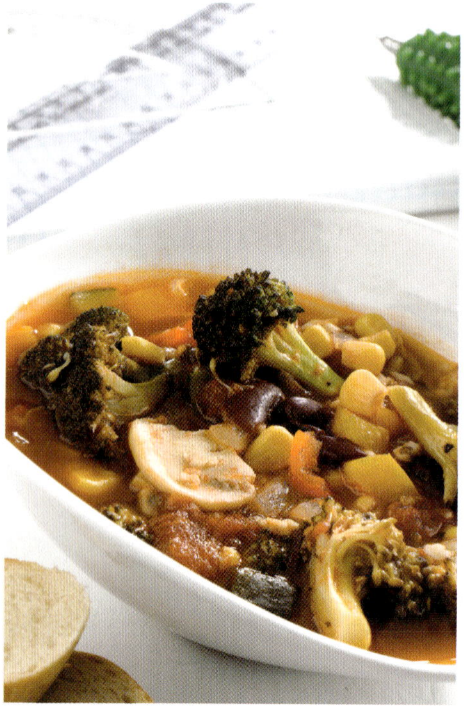

Dans une casserole, à feu moyen, faire revenir l'oignon et l'ail dans l'huile et le beurre pendant 2 minutes.

Ajouter les légumes et poursuivre la cuisson 10 à 12 minutes à feu moyen. Il est important de ne pas faire griller les légumes.

Incorporer la boîte de tomates et les épices. Laisser mijoter 10 minutes.

Ajouter les haricots rouges, le maïs ainsi que le poisson coupé en morceaux. Poursuivre la cuisson 10 minutes.

Accompagner de bons morceaux de pain frais.

Croquettes de thon

Donne 6 à 8 croquettes de thon. Le germe de blé a des propriétés antioxydantes remarquables et contient des acides gras essentiels. En plus, il se glisse incognito dans les recettes.

2 boîtes	**thon**, égoutté	266 g
2	**œufs**	2
1/2 tasse	**chapelure**	125 ml
1/2 tasse	**germe de blé**	125 ml
1/4 tasse	**oignon**, haché	60 ml
1/4 tasse	**carottes**, râpées	60 ml
1/4 tasse	**herbes fraîches** au choix, hachées	60 ml

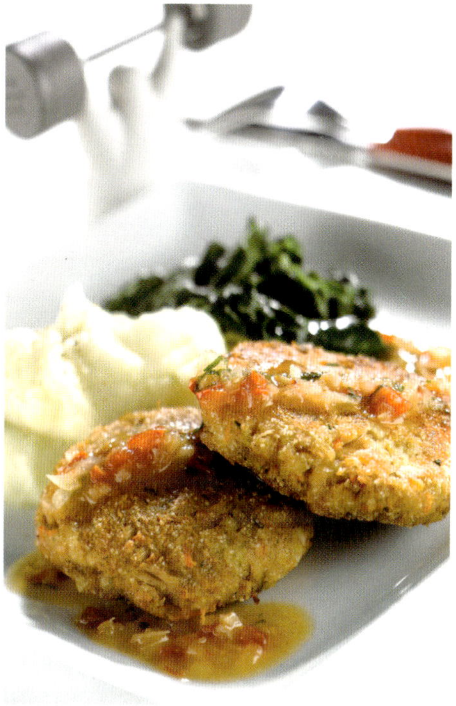

Dans un bol, mélanger tous les ingrédients.

Façonner des croquettes de la grosseur de votre choix.

Déposer sur une plaque à cuisson légèrement huilée. Cuire au four 20 minutes à 400 °F (200 °C).

Servir en plat principal avec une purée de pommes de terre et la sauce de votre choix. Vous pouvez aussi servir les croquettes sous forme de hamburgers dans des muffins anglais.

Pâté au saumon
sans croûte

Voici une version sans croûte du traditionnel pâté au saumon. Il est moins riche et se prépare rapidement.

1 c. à soupe	**huile d'olive**	15 ml
1	petit **oignon**, haché	1
1	**gousse d'ail**, émincée	1
1/2 tasse	**courgette**, coupée en dés	125 ml
1	**carotte**, coupée en julienne	1
1 boîte	**saumon**, égoutté	213 g
2 c. à soupe	**farine**	30 ml
2 c. à soupe	**beurre**	30 ml
1 tasse	**lait**	250 ml
3 tasses	**pommes de terre**, pelées	750 ml
1/4 tasse	**lait**	60 ml

Dans une poêle, à feu moyen, faire revenir l'oignon et l'ail dans l'huile d'olive 1 à 2 minutes. Ajouter la courgette et la carotte. Poursuivre la cuisson quelques minutes et ajouter le saumon émietté.

Dans un bol allant au micro-ondes, faire fondre le beurre avec la farine 30 secondes. Ajouter 1 tasse (250 ml) de lait. Chauffer 7 à 8 minutes jusqu'à l'obtention d'une béchamel, en remuant toutes les 2 minutes. Verser la béchamel dans le mélange au saumon.

Dans un chaudron, faire cuire les pommes de terre coupées en dés dans une grande quantité d'eau bouillante. Réduire les pommes de terre en purée à l'aide d'un robot culinaire avec le lait. Assaisonner au goût. Vous pouvez aussi ajouter un soupçon de beurre ou d'huile d'olive.

Dans un plat allant au four, déposer le mélange au saumon puis la purée de pommes de terre. Réchauffer au four 10 minutes à 350 °F (175 °C).

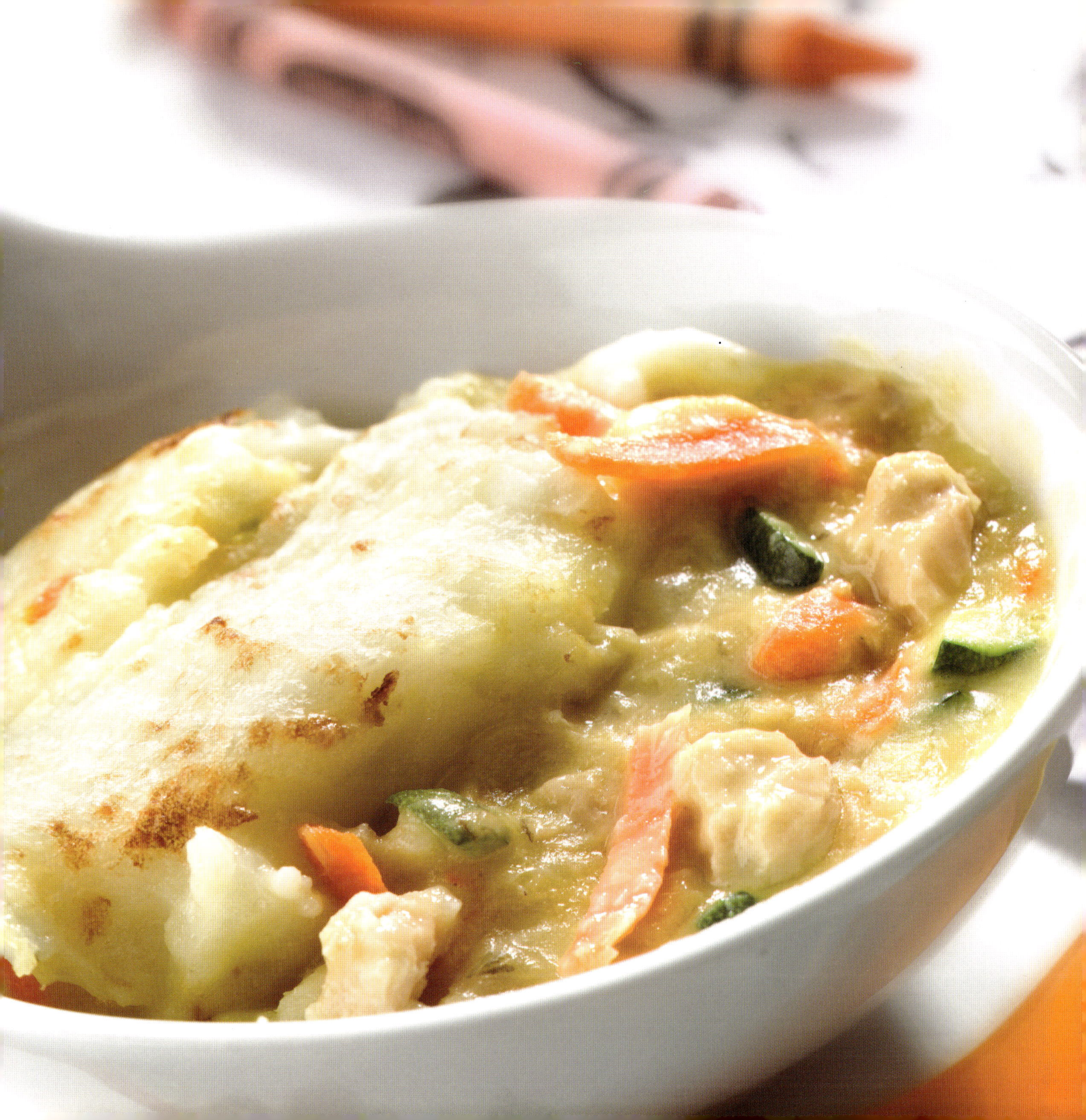

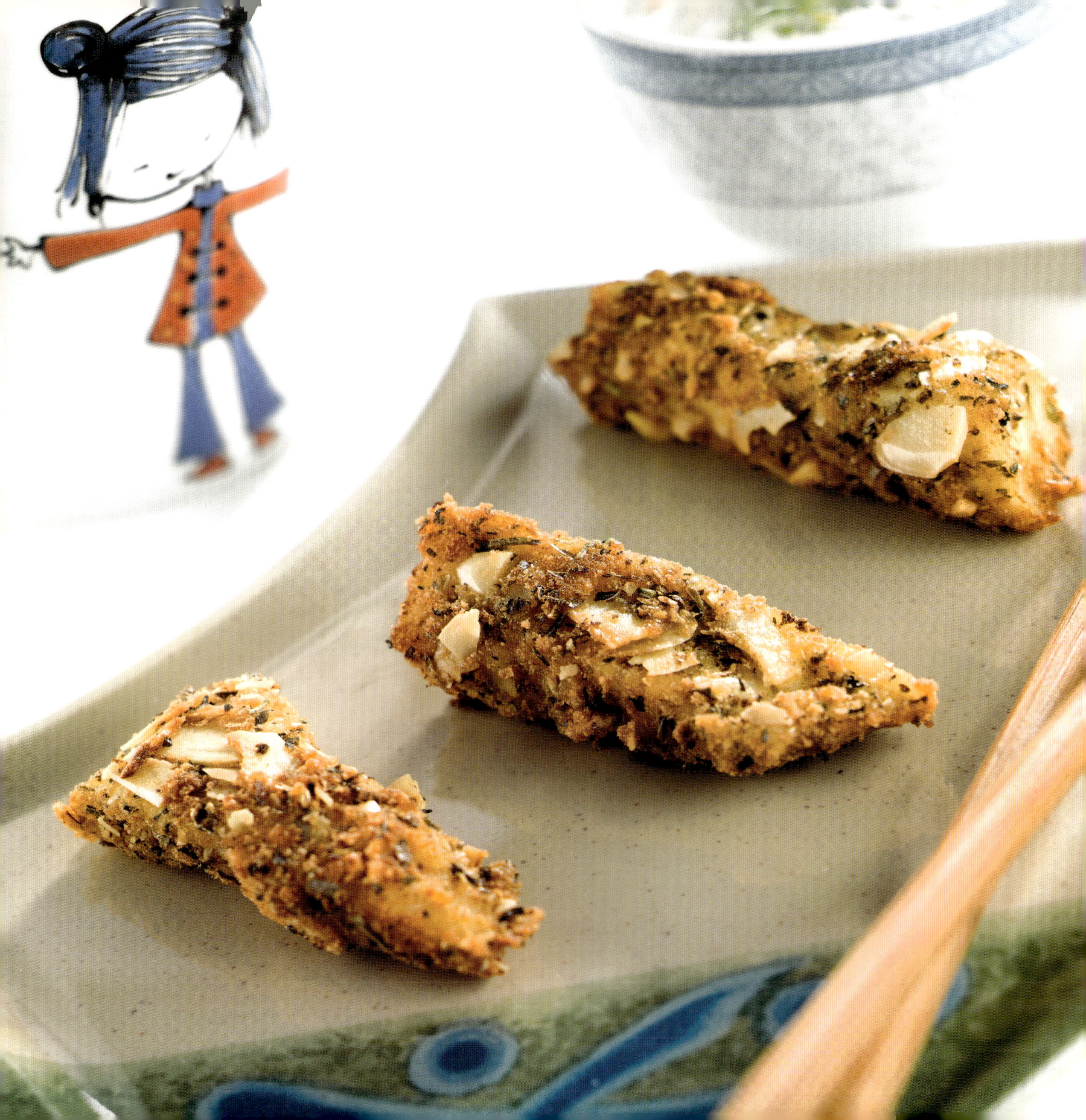

Bâtonnets
de poisson panés

Pour 4 personnes. J'aime beaucoup le tilapia parce que c'est un poisson à chair ferme dont la texture ressemble à celle du poulet. Excellente source de protéines et de vitamine B12.

1 lb	**filets de tilapia**	450 g
1	**œuf**	1
3/4 tasse	**chapelure**	180 ml
1/2 tasse	**amandes,** tranchées	125 ml
1 c. à thé	**sel d'ail**	5 ml
2 c. à thé	**flocons d'oignon**	10 ml
2 c. à thé	**herbes de Provence**	10 ml
2 c. à soupe	**huile d'olive**	30 ml
1 c. à soupe	**pesto**	15 ml

Couper le poisson en bâtonnets.

Dans un bol, battre l'œuf.

Dans une assiette, mélanger la chapelure, les amandes, le sel d'ail, les flocons d'oignon et les herbes de Provence.

Tremper les bâtonnets de tilapia dans l'œuf et les enrober du mélange de chapelure.

Dans une grande poêle, à feu vif, faire cuire le poisson dans l'huile et le pesto jusqu'à ce qu'il soit bien doré.

Poisson
au pesto

Variante : Remplacez l'aneth par l'herbe de votre choix.

Le grand plaisir de mes enfants ? Prendre un morceau de pain et le tremper dans le bouillon du poisson cuit. Bon jusqu'à la dernière goutte.

1 lb	**filets de sole**	450 g
3 c. à soupe	**pesto**	45 ml
1 c. à soupe	**aneth frais**	15 ml
	sel au goût	

Déposer les filets de poisson dans un plat allant au micro-ondes. Étendre le pesto, l'aneth frais et saler au goût. Cuire au micro-ondes 5 minutes.

Pesto variations sur un même thème

N'hésitez pas à diviser les recettes pour obtenir de plus petites quantités. Sinon, il est très facile de congeler le pesto dans des bacs à glaçons ou de petits contenants de plastique.

Pesto aux tomates séchées

1/2 tasse	**tomates séchées**	125 ml
1/2 tasse	**noix de pin**, grillés	125 ml
3 tasses	**basilic frais** (ou 80 feuilles moyennes)	750 ml
4	**gousses d'ail**	4
1/2 tasse	**parmesan frais**, râpé	125 ml
1 1/2 tasse	**huile d'olive**	375 ml

Pesto aux amandes

1 tasse	**amandes**, émondées et grillées	125 ml
3 tasses	**basilic frais** (ou 80 feuilles moyennes)	750 ml
4	**gousses d'ail**	4
1/2 tasse	**parmesan frais**, râpé	125 ml
1 1/2 tasse	**huile d'olive**	375 ml

Pesto aux olives

1/2 tasse	**amandes**, émondées et grillées	125 ml
25	**olives noires**	25
3 tasses	**basilic frais** (ou 80 feuilles moyennes)	750 ml
4	**gousses d'ail**	4
1/2 tasse	**parmesan frais**, râpé	125 ml
1 1/2 tasse	**huile d'olive**	375 ml

Broyer tous les ingrédients sauf l'huile d'olive à l'aide d'un robot culinaire. Quand la purée est lisse, ajouter l'huile d'olive en filet à vitesse réduite en lui laissant le temps de pénétrer le mélange. Saler et poivrer au goût.

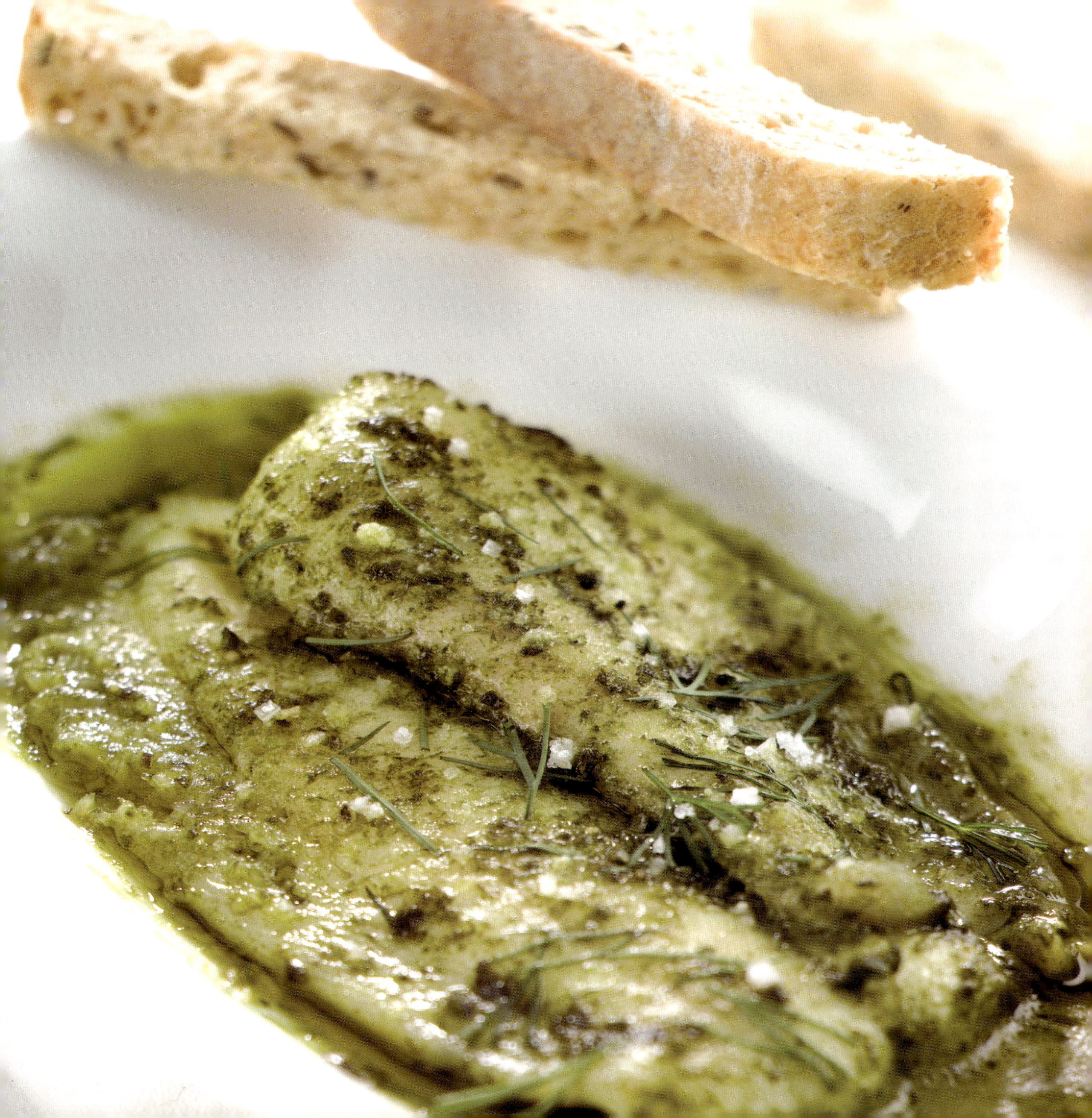

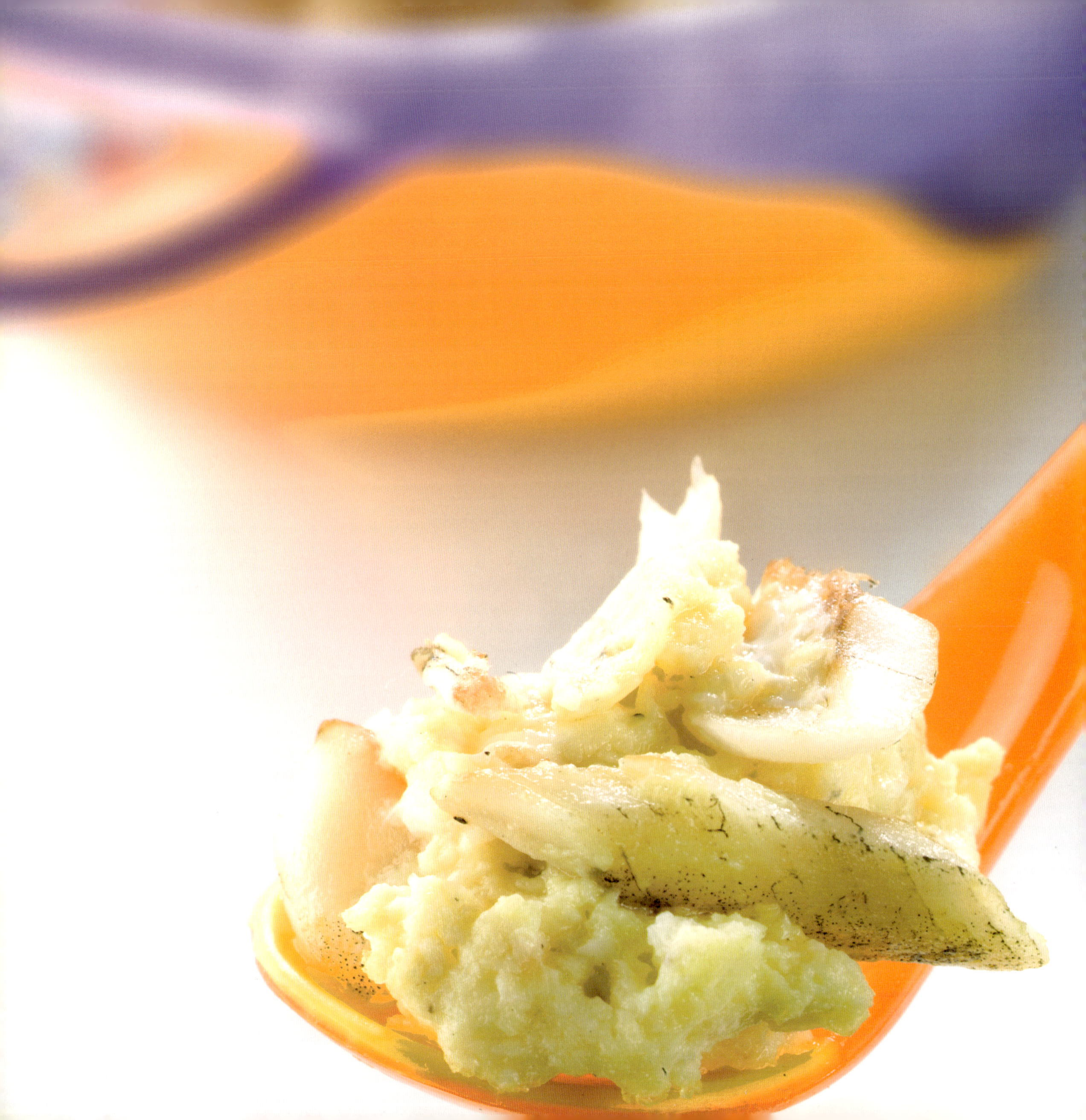

Œufs brouillés
à la morue

La morue est un délicieux poisson qui se défait en flocons. Elle est idéale pour cette recette. N'hésitez pas à doubler les quantités.

2 c. à soupe	**huile d'olive**	30 ml
2	**gousses d'ail**, émincées	2
1/2 lb	**morue fraîche**	225 g
4	**œufs**	4
1/4 tasse	**lait**	60 ml
	sel et poivre au goût	

Dans une poêle, faire revenir l'ail dans la moitié de l'huile d'olive et ajouter la morue coupée en morceaux. Poursuivre la cuisson à feu moyen 5 minutes.

Dans un bol, battre les œufs avec le lait. Incorporer la morue cuite dans les œufs.

Dans la même poêle, à feu moyen, faire chauffer le reste de l'huile d'olive et y déposer le mélange d'œufs. À l'aide d'une cuillère de bois, remuer constamment jusqu'à ce que les œufs soient à votre goût. Assaisonner et servir.

Poulet
au citron

Le poulet est une viande blanche riche en protéines contenant chacune des acides aminés essentiels. Les enfants aiment habituellement beaucoup le poulet. Optez pour un poulet nourri aux grains ou de culture biologique.

2 c. à soupe	**huile d'olive**	30 ml
1 lb	**poitrines de poulet**, sans la peau	450 g
3	**gousses d'ail**, émincées	3
1 c. à thé	**coriandre** moulue	5 ml
1 c. à thé	**curcuma**	5 ml
1 c. à thé	**sel**	5 ml
3	**oignons verts**, émincées	3
12	**olives vertes farcies**	12
2 c. à soupe	**jus de citron** pressé	30 ml
1 tasse	**eau**	250 ml
3 tasses	**pommes de terre nouvelles**	750 ml

Couper les poitrines de poulet en morceaux.

Dans une casserole, chauffer l'huile à feu vif. Faire revenir le poulet et l'ail pendant 1 minute. Ajouter la coriandre, le curcuma et le sel. Réduire le feu.

Incorporer les oignons verts, les olives coupées en deux, le jus de citron et l'eau. Couvrir et laisser mijoter 5 minutes.

Ajouter les pommes de terre coupées en morceaux. Si vous utilisez des pommes de terre nouvelles, gardez la pelure. Laisser mijoter 25 à 30 minutes.

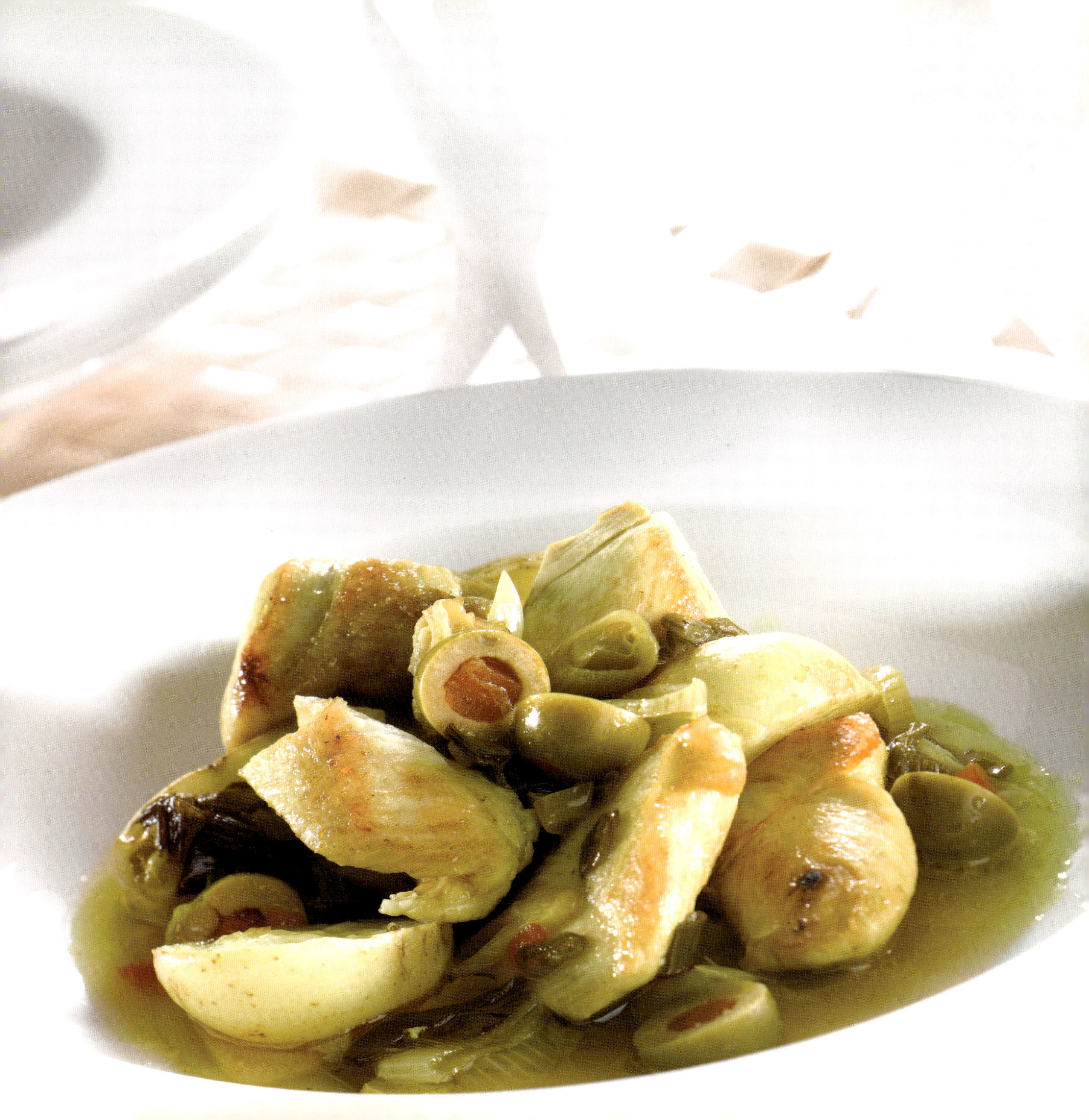

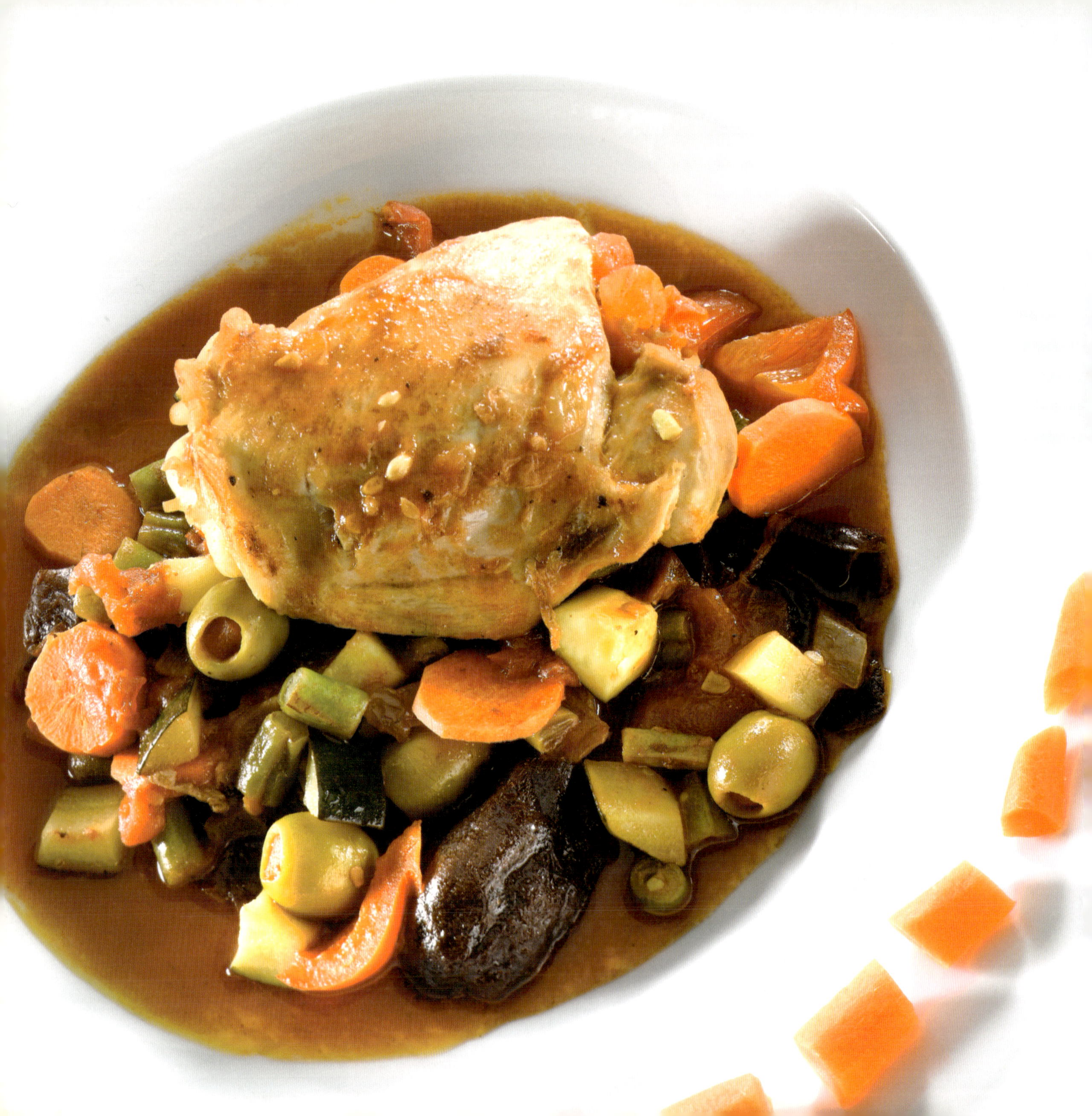

Poulet
aux pruneaux

Pour 4 personnes. Les pruneaux sont une excellente source de fer et de fibres. Vous pouvez remplacer le poulet par du tofu coupé en cubes ou une autre viande de votre choix.

1 lb	**poulet,** hauts de cuisse	454 g	10	**haricots verts**, coupés en morceaux	10
2 c. à soupe	**huile d'olive**	30 ml	1 boîte	**tomates en dés**	796 ml
1/2	**oignon**, haché	1/2	7	**pruneaux dénoyautés**, coupés en morceaux	7
2	**gousses d'ail**, émincées	2	10	**olives vertes farcies**	10
2	**carottes**, coupées en rondelles	2	1 c. à thé	**curcuma**	5 ml
1/2	**courgette**, coupée en dés	1/2	1 c. à thé	**paprika**	5 ml
1/2	**poivron rouge**, coupé en dés	1/2	1 c. à thé	**sel**	5 ml

Enlever la peau et dégraisser le poulet.

Dans un grand chaudron, à feu vif, faire revenir l'oignon et l'ail dans l'huile d'olive. Ajouter le poulet le temps de le faire griller des deux côtés.

Réduire le feu et ajouter le reste des ingrédients. Couvrir et laisser mijoter à feu doux 1 heure.

Poulet
aux tomates

Voici une recette rapide de poulet aux tomates à servir avec un bon riz ou effiloché sur une portion de pâtes.

1/8 tasse	**huile d'olive**	30 ml	2 tasses	**tomates en boîte**	500 ml
1	**oignon**, haché	1	1 tasse	**eau**	250 ml
4	**gousses d'ail**, émincées	4		**sel et poivre** au goût	
2 lb	**poulet,** hauts de cuisse	900 g			

Enlever la peau et dégraisser le poulet.

Dans un grand chaudron, faire chauffer l'huile d'olive. Faire revenir l'oignon et l'ail à feu vif. Quand les légumes commencent à dorer, ajouter le poulet et saisir des deux côtés.

Incorporer les tomates et l'eau. Couvrir et laisser mijoter 30 minutes à feu moyen.

Couscous
aux petits légumes

Le secret de cette recette est de couper les légumes en si petits morceaux que les enfants ne sauront plus les reconnaître…

1 tasse	**couscous** (semoule)	250 ml
1 tasse	**bouillon de légumes**	250 ml
1 c. à soupe	**huile d'olive**	15 ml
1	petit **oignon**, haché	1
1	**gousse d'ail**, émincée	1
1/4 tasse	**poivron vert**, coupé en petits morceaux	60 ml
1/2 tasse	**champignons**, coupés en petits morceaux	125 ml
1/2 tasse	**courgette**, coupée en petits morceaux	125 ml
1	**carotte**, coupée en petits morceaux	1
1/2 tasse	**pois verts** surgelés	125 ml
1/2 tasse	**maïs** surgelé	125 ml
1 tasse	**tomates en boîte**, en dés	250 ml
1 c. à thé	**cari**	5 ml
	sel et poivre au goût	

Dans un petit chaudron, porter le bouillon de légumes à ébullition avec un filet d'huile d'olive. Ajouter le couscous, couvrir et réserver 5 minutes hors du feu.

Dans une poêle, à feu moyen, faire revenir l'oignon et l'ail dans l'huile d'olive.

Ajouter le poivron, les champignons, la courgette et la carotte. Poursuivre la cuisson 5 à 7 minutes.

Incorporer les pois, le maïs, les tomates et le cari. Cuire à nouveau 5 à 7 minutes.

Ajouter le couscous aux légumes. Bien mélanger. Saler et poivrer au goût.

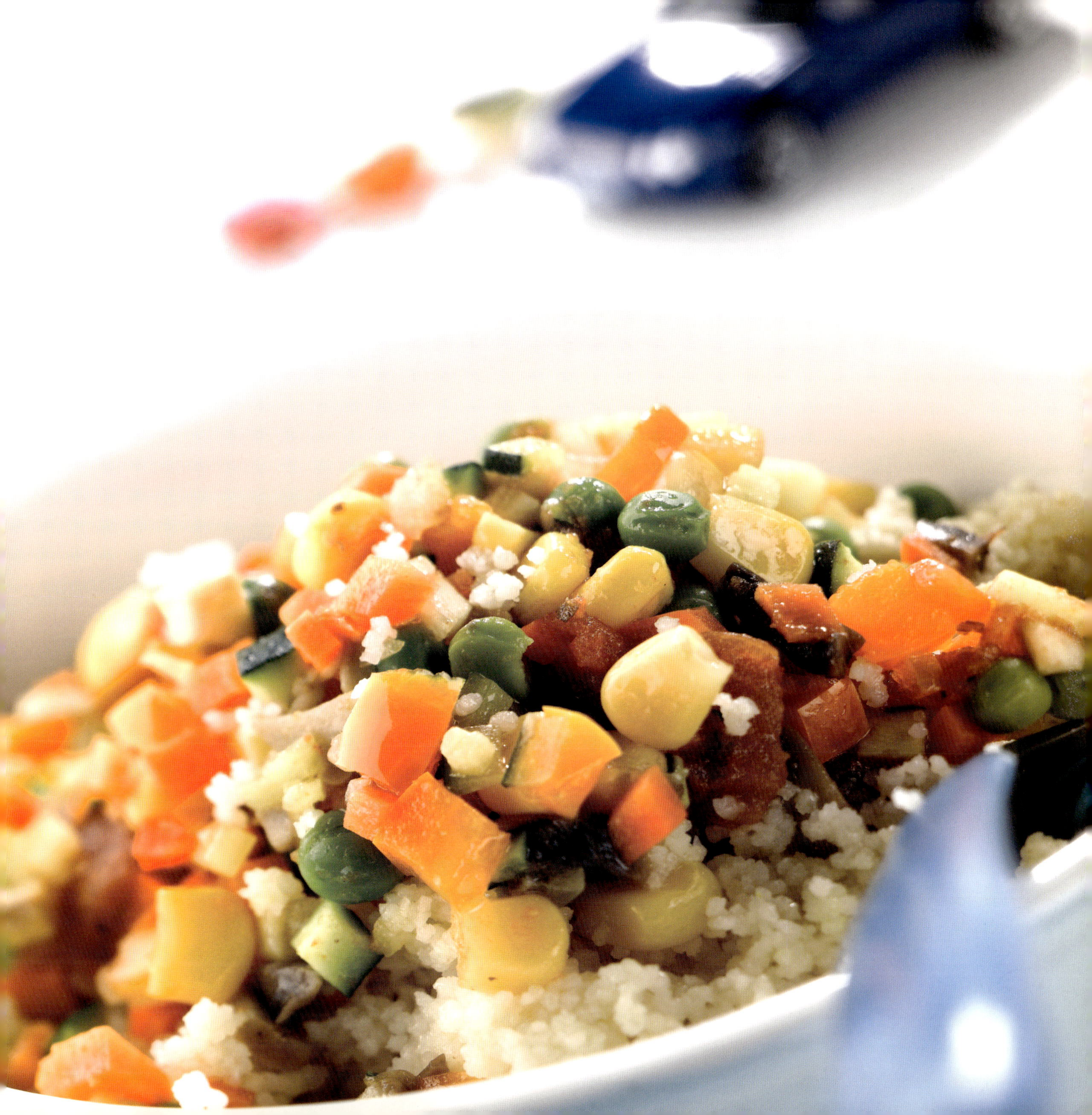

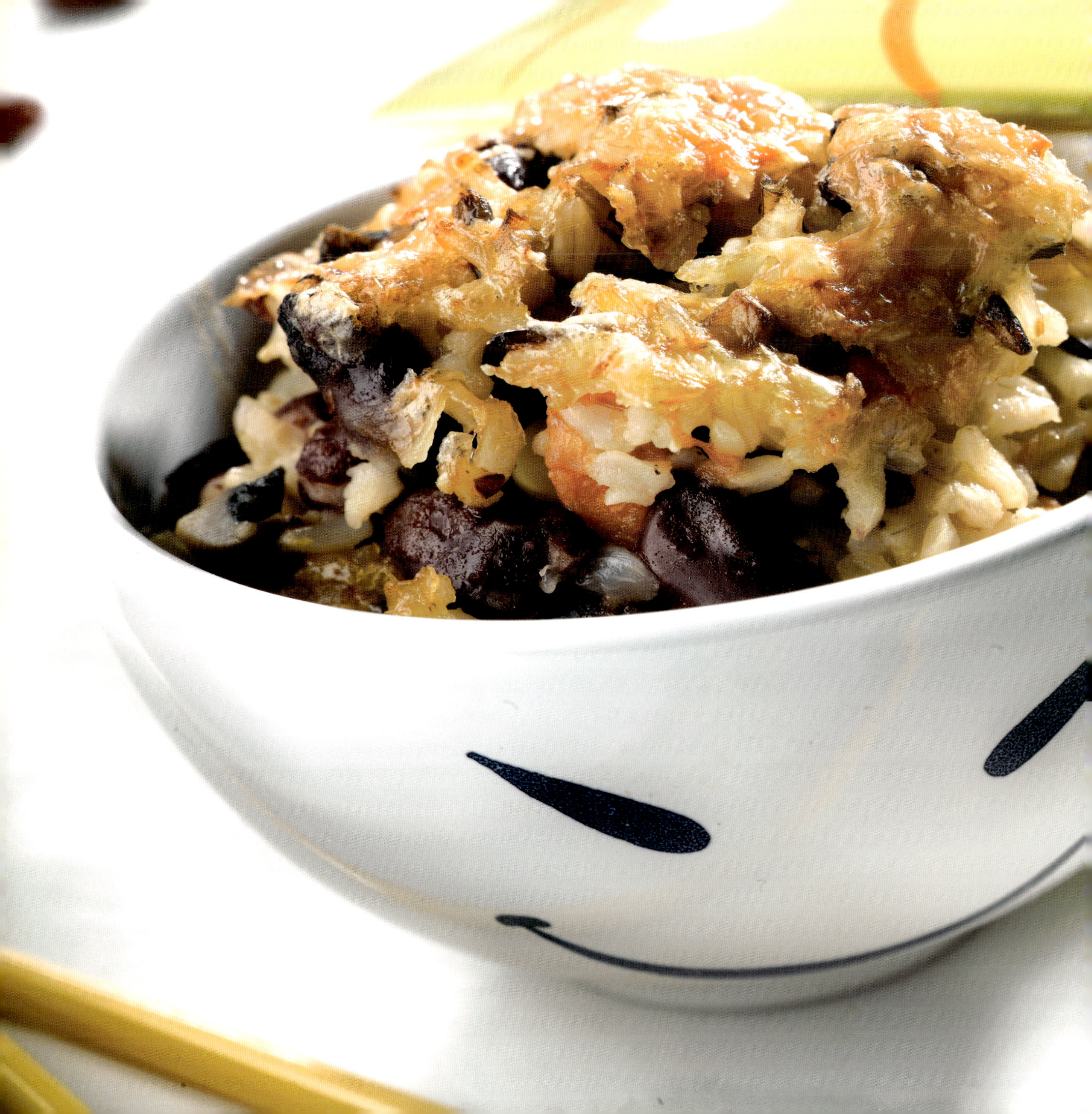

Casserole de riz

Pour 4 personnes. Gratiner les plats offre une source supplémentaire de protéines pour les enfants végétariens. En plus des protéines, le fromage est riche en vitamine D et en calcium.

1 c. à soupe	**huile d'olive**	15 ml
1	**oignon**, haché	1
1	**gousse d'ail**, émincée	1
1 tasse	**carottes**, coupées en dés	250 ml
1/2 tasse	**champignons**, coupés en dés	125 ml
1 tasse	**maïs** surgelé	250 ml
1 tasse	**riz brun**	250 ml
2 1/2 tasses	**eau**	625 ml
1	**tomate**, coupée en dés	1
1 1/2 tasse	**haricots rouges en boîte**, rincés et égouttés	375 ml
1 c. à thé	**paprika**	5 ml
1 c. à thé	**coriandre** moulue	5 ml
1 c. à thé	**sel de mer**	5 ml
2 tasses	**fromage au choix**, râpé	500 ml

Dans un chaudron, à feu moyen, faire revenir l'oignon et l'ail dans l'huile d'olive 1 à 2 minutes.

Ajouter les carottes, les champignons, le maïs et le riz. Bien remuer à l'aide d'une cuillère de bois.

Incorporer l'eau, la tomate, les haricots rouges, le paprika et la coriandre. Porter à ébullition, couvrir et laisser mijoter 30 minutes.

Déposer le mélange dans un plat carré allant au four. Ajouter le fromage râpé. Faire gratiner sous le gril.

Riz frit aux légumes

Le riz est un aliment cuisiné partout dans le monde et il est très polyvalent. En ajoutant 1 tasse (250 ml) de crevettes cuites, le repas sera complet.

3 tasses	**riz** cuit	750 ml
2 tasses	**eau**	500 ml
1 c. à soupe	**huile d'olive**	15 ml
3	**oignons verts**, émincés	3
1/2	**poivron vert**, coupé en dés	1/2
1/2 tasse	**pois verts** surgelés	125 ml
2 c. à thé	**huile de sésame grillée**	10 ml
1 c. à soupe	**sauce soja**	15 ml
1	**œuf**	1
2 tasses	**brocoli**, cuit	500 ml

Dans un wok, faire chauffer l'huile à feu vif. Faire revenir les oignons verts, le poivron et les pois 2 à 3 minutes. Ajouter le riz cuit, l'huile de sésame et la sauce soja. Réduire légèrement le feu et bien remuer.

Creuser un trou au centre du riz et verser l'œuf battu. Remuer sans arrêt pour faire cuire l'œuf brouillé. Ajouter le brocoli cuit, assaisonner et servir.

Orge
aux petits légumes verts

La texture de l'orge est une bonne variante du risotto comme accompagnement. L'orge est une des plus vieilles céréales du monde. Elle est riche en fibres. Malheureusement, on oublie souvent de la cuisiner.

1 c. à soupe	**huile d'olive**	15 ml
1/2	**oignon**, haché	1/2
1	**gousse d'ail**, émincée	1
1/2 tasse	**tiges de brocoli**, coupées en dés	125 ml
1/2 tasse	**courgette**, coupée en dés	125 ml
1/2 tasse	**poivron vert**, coupé en dés	125 ml
1/2 tasse	**pois verts** surgelés	125 ml
1 tasse	**orge** mondée	250 ml
4 tasses	**bouillon de légumes**	1 l
	sel et poivre au goût	

Dans un chaudron, à feu moyen, faire dorer l'oignon et l'ail dans l'huile d'olive.
Ajouter le reste des ingrédients, sauf le bouillon. Bien remuer pendant 1 minute.
Verser le bouillon de légumes. Porter à ébullition, réduire le feu et laisser mijoter à couvert pendant 75 minutes.
Saler et poivrer au goût.

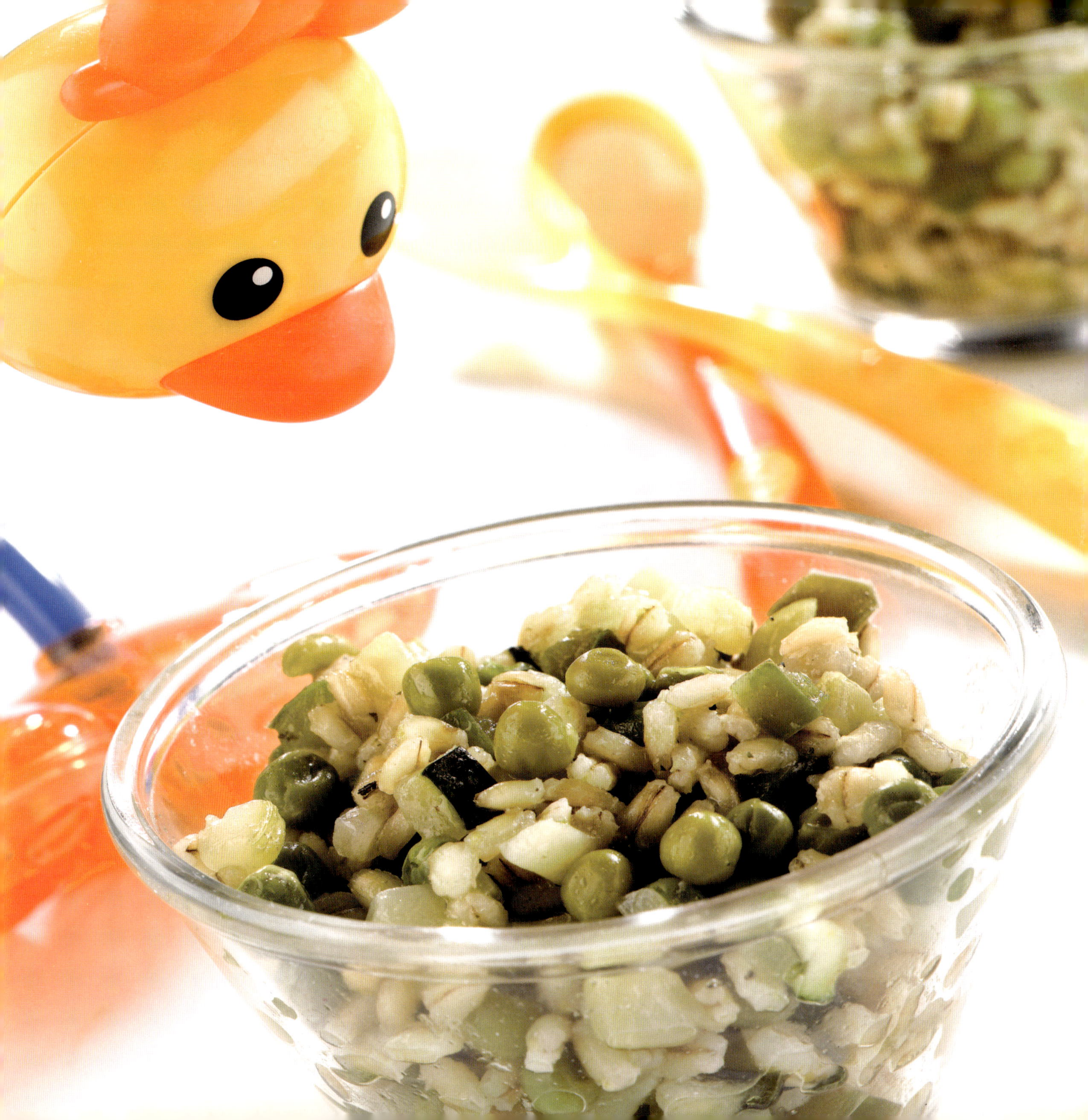

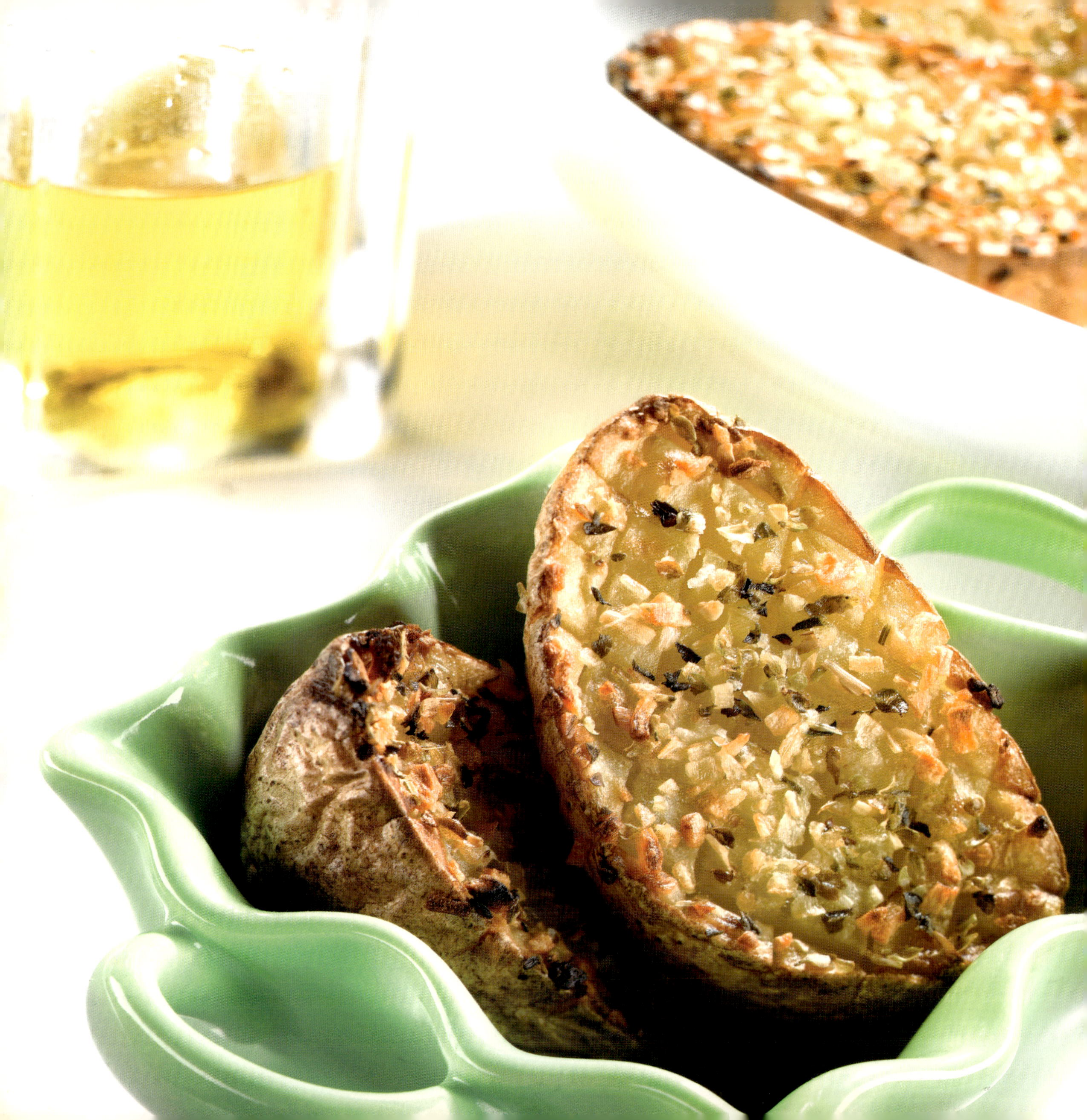

Soucoupes de pommes de terre

Un vrai délice... Pour remplacer les pommes de terre frites.

6	**pommes de terre**, avec pelure	6	1 c. à thé	**flocons d'oignon**	5 ml
1 c. à soupe	**huile d'olive**	15 ml	1 c. à thé	**origan** séché	5 ml
1/2 c. à thé	**fleur de sel**	2,5 ml			

Bien nettoyer les pommes de terre. Les couper en deux. À l'aide d'un couteau coupant, faire des motifs quadrillés sur chacune des pommes de terre.

Badigeonner les pommes de terre d'huile d'olive. Ajouter la fleur de sel, les flocons d'oignon et l'origan.

Déposer sur une plaque à cuisson. Cuire au four 45 minutes à 450 °F (230 °C).

Purée de pommes de terre à l'ail

4 tasses	**pommes de terre**, pelées et coupées en dés	1 l	2	**gousses d'ail**, émincées	2
2 c. à soupe	**huile d'olive**	30 ml	1/4 tasse	**lait**	60 ml

Dans un chaudron, faire cuire les pommes de terre dans une bonne quantité d'eau bouillante.

Pendant ce temps, faire dorer l'ail dans l'huile d'olive.

À l'aide d'un robot culinaire, réduire les pommes de terre en purée. Ajouter l'ail et le lait. Assaisonner au goût.

Purée de pommes de terre et pois

Une belle purée verte qui va étonner vos enfants. Le petit goût sucré de cette purée va donner une touche originale à l'accompagnement de votre plat principal.

4 tasses	**pommes de terre**, pelées et coupées en dés	1 l	1 c. à soupe	**beurre**	15 ml
2 tasses	**petits pois** surgelés	500 ml	1/4 tasse	**lait**	60 ml
			1 c. à thé	**herbes de Provence**	5 ml

Dans un chaudron, faire cuire les pommes de terre et les pois dans une bonne quantité d'eau bouillante. À l'aide d'un robot culinaire, réduire les pommes de terre et les pois en purée. Ajouter le beurre, le lait et les herbes de Provence. Assaisonner au goût.

Frites
croustillantes

Pour 4 gourmands. Une délicieuse recette de frites sans trop d'huile. Utilisez des pommes de terre Russett ou Yukon Gold pour faire cette recette.

5 tasses	**pommes de terre**	1,25 l
2 c. à soupe	**huile d'olive**	30 ml
1 c. à soupe	**flocons d'oignon**	15 ml
1 c. à soupe	**paprika**	15 ml
1 c. à soupe	**curcuma**	15 ml
	sel au goût	

Peler et couper les pommes de terre en bâtonnets. Laisser tremper dans l'eau tiède environ 15 minutes, égoutter et bien essorer à l'aide d'un linge à vaisselle.

Déposer les pommes de terre sur une plaque à cuisson. Ajouter l'huile d'olive, les flocons d'oignon, le paprika et le curcuma.

Cuire au four à 450 °F (230 °C) 50 minutes. Remuer les frites toutes les 10 minutes. Assaisonner au goût.

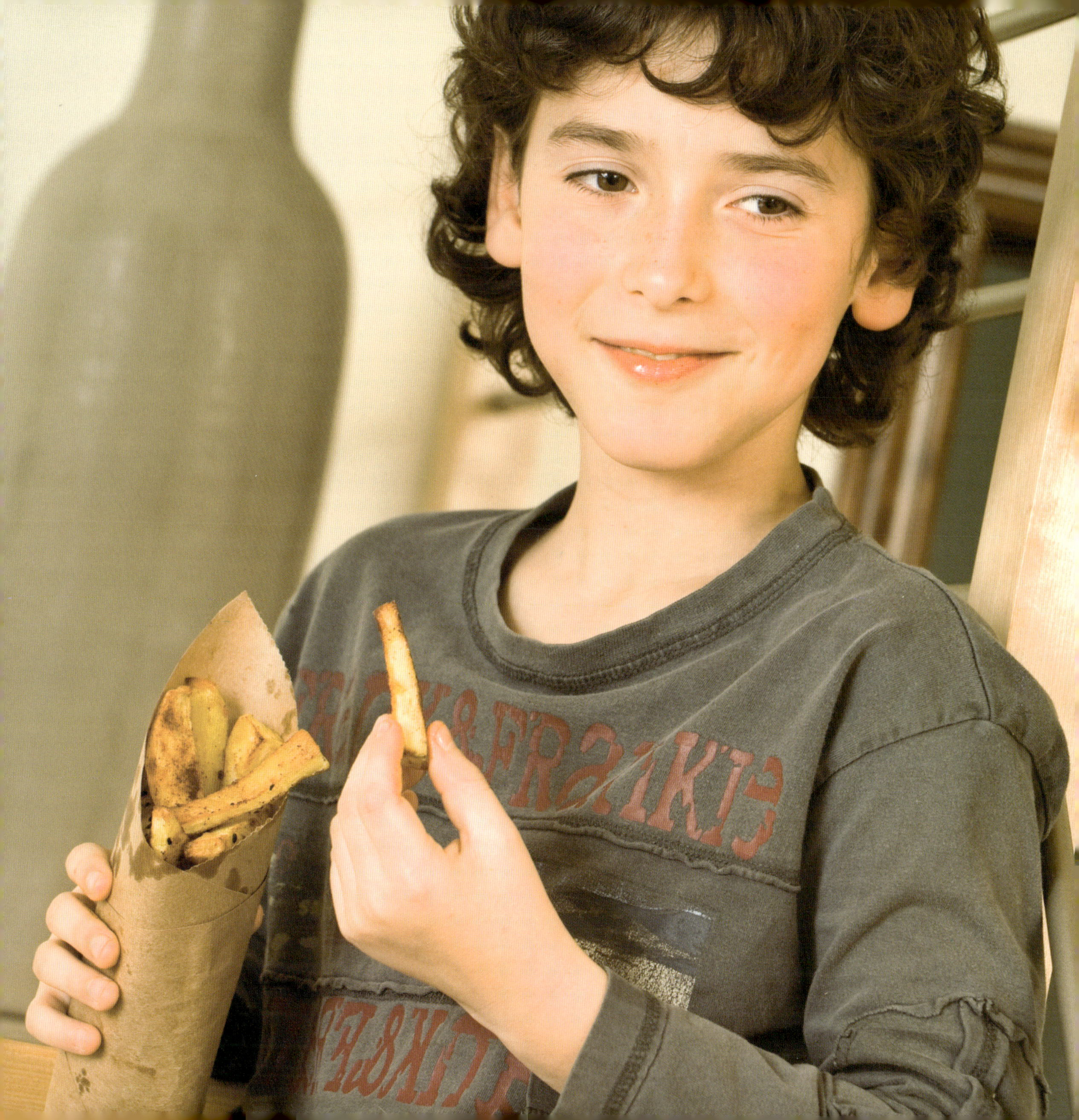

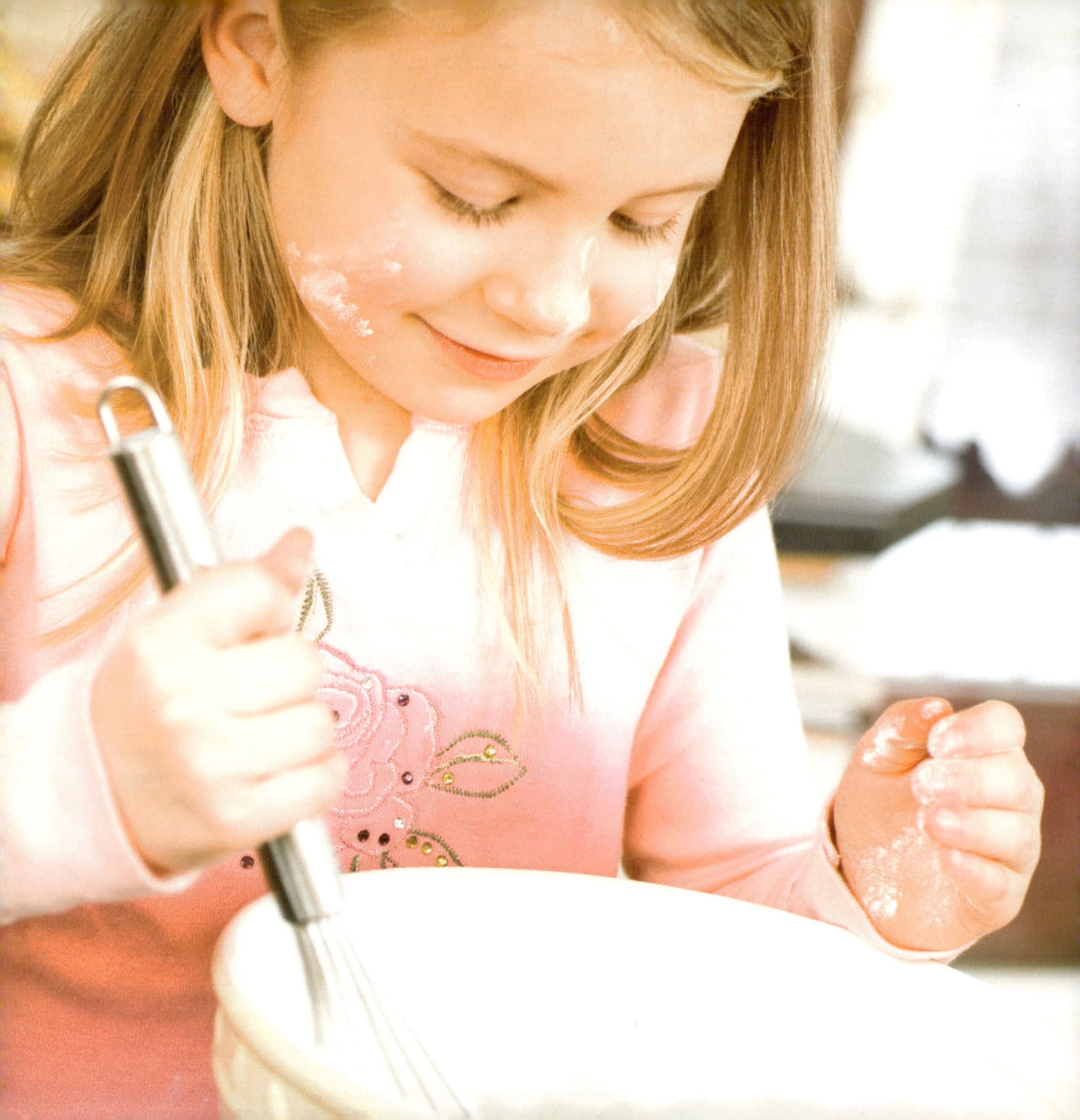

Petit bec sucré

Qui n'a pas le bec sucré ? Ce chapitre sera probablement le préféré de vos enfants. Je vous propose des idées de desserts qui s'avalent en une bouchée, qui se préparent en un éclair et qui ne contiennent pas beaucoup de sucre. Ce sont des desserts riches en fruits séchés et en noix, ce qui donnera une dose supplémentaire de protéines à vos enfants.

Biscuits raisins et canneberges

Donne environ 24 biscuits. Les raisins et les canneberges sucrent ces biscuits naturellement. Il est donc possible de ne pas mettre de cassonade.

1 tasse	**farine**	250 ml
1 tasse	**gruau** à cuisson rapide	250 ml
1 c. à thé	**poudre à pâte**	5 ml
1/2 c. à thé	**bicarbonate de sodium**	2,5 ml
1/2 tasse	**beurre**, ramolli	125 ml
1/3 tasse	**cassonade**	80 ml
1	**œuf**	1
1/3 tasse	**lait**	80 ml
1 c. à thé	**essence de vanille**	5 ml
1/2 tasse	**raisins secs**	125 ml
1/2 tasse	**canneberges séchées**	125 ml
1/2 tasse	**noix de coco**, non sucrée	125 ml

Dans un bol, mélanger la farine, le gruau, la poudre à pâte et le bicarbonate de sodium.

Dans un autre bol, battre le beurre et la cassonade. Ajouter l'œuf, le lait et l'essence de vanille. Verser le mélange liquide dans le mélange sec et battre à nouveau.

Incorporer les raisins secs, les canneberges et la noix de coco. Remuer avec une cuillère de bois.

À l'aide d'une cuillère, façonner des biscuits et déposer sur une plaque à cuisson. Cuire au four à 350 °F (175 °C) entre 20 et 25 minutes.

Biscuits aux pommes

Donne 24 biscuits. Pendant la saison des pommes, on a l'habitude de faire des muffins, des pains et des croustades. Voici une succulente recette de biscuits que vous pourrez facilement congeler.

1 tasse	**farine de blé entier**	250 ml
1/2 tasse	**farine de sarrasin**	125 ml
1/2 tasse	**gruau** à cuisson rapide	125 ml
1 c. à soupe	**poudre à pâte**	15 ml
1/2 c. à thé	**cannelle**	2,5 ml
1 pincée	**sel**	
1/3 tasse	**huile végétale**	80 ml
1/3 tasse	**sucre**	80 ml
1/3 tasse	**lait**	80 ml
1	**œuf**	1
1 tasse	**pommes**, râpées	250 ml
1/3 tasse	**amandes**, tranchées	80 ml

Dans un bol, mélanger la farine de blé entier, la farine de sarrasin, le gruau, la poudre à pâte, la cannelle et le sel.

Dans un autre bol, battre l'huile avec le sucre. Ajouter le lait et l'œuf. Battre à nouveau. Verser graduellement le mélange liquide dans le mélange sec. Incorporer finalement les pommes et les amandes. Remuer à la main.

À l'aide d'une cuillère, déposer en petites bouchées sur une plaque à cuisson. Cuire au four à 350 °F (175 °C) environ 20 minutes.

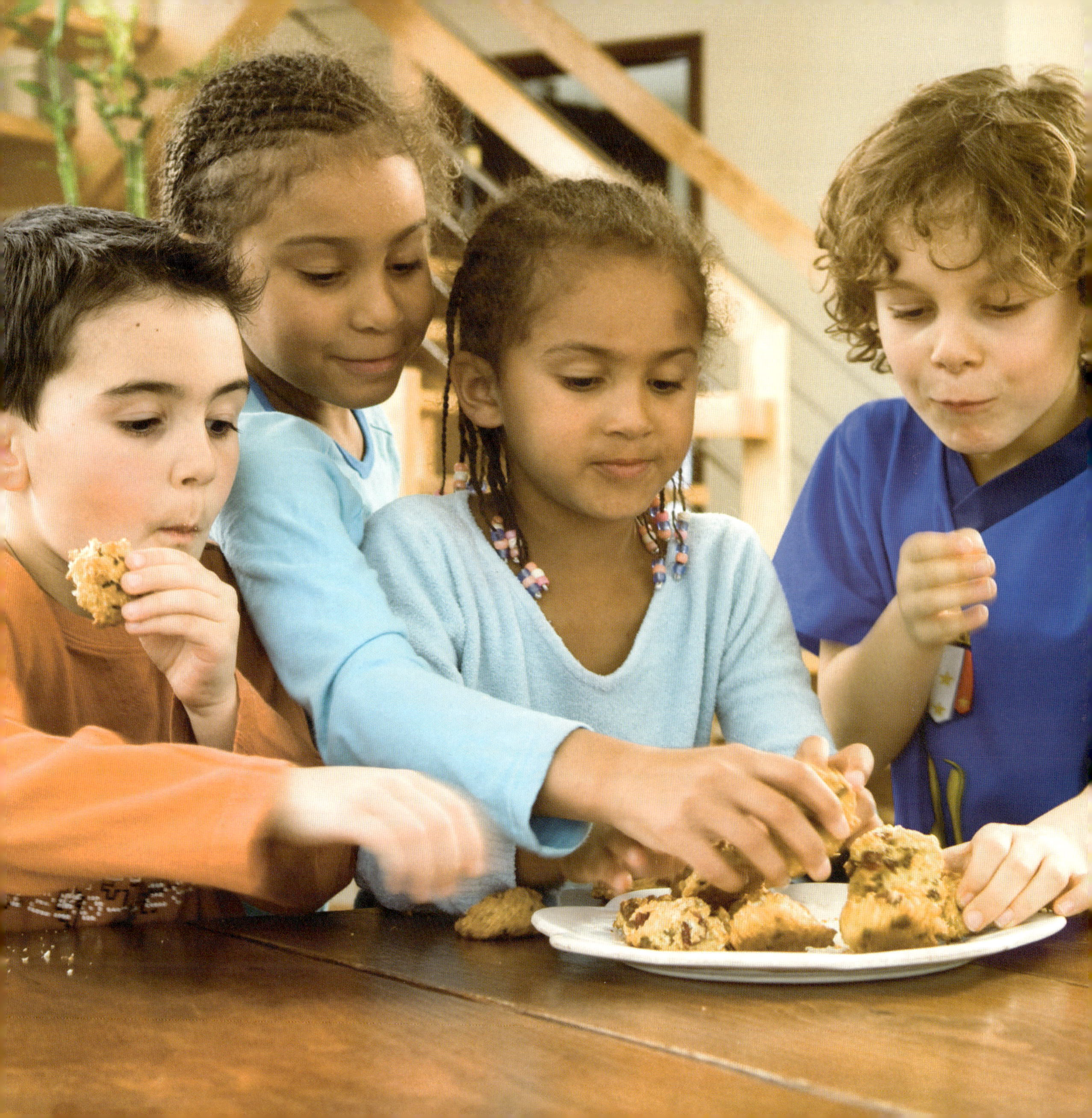

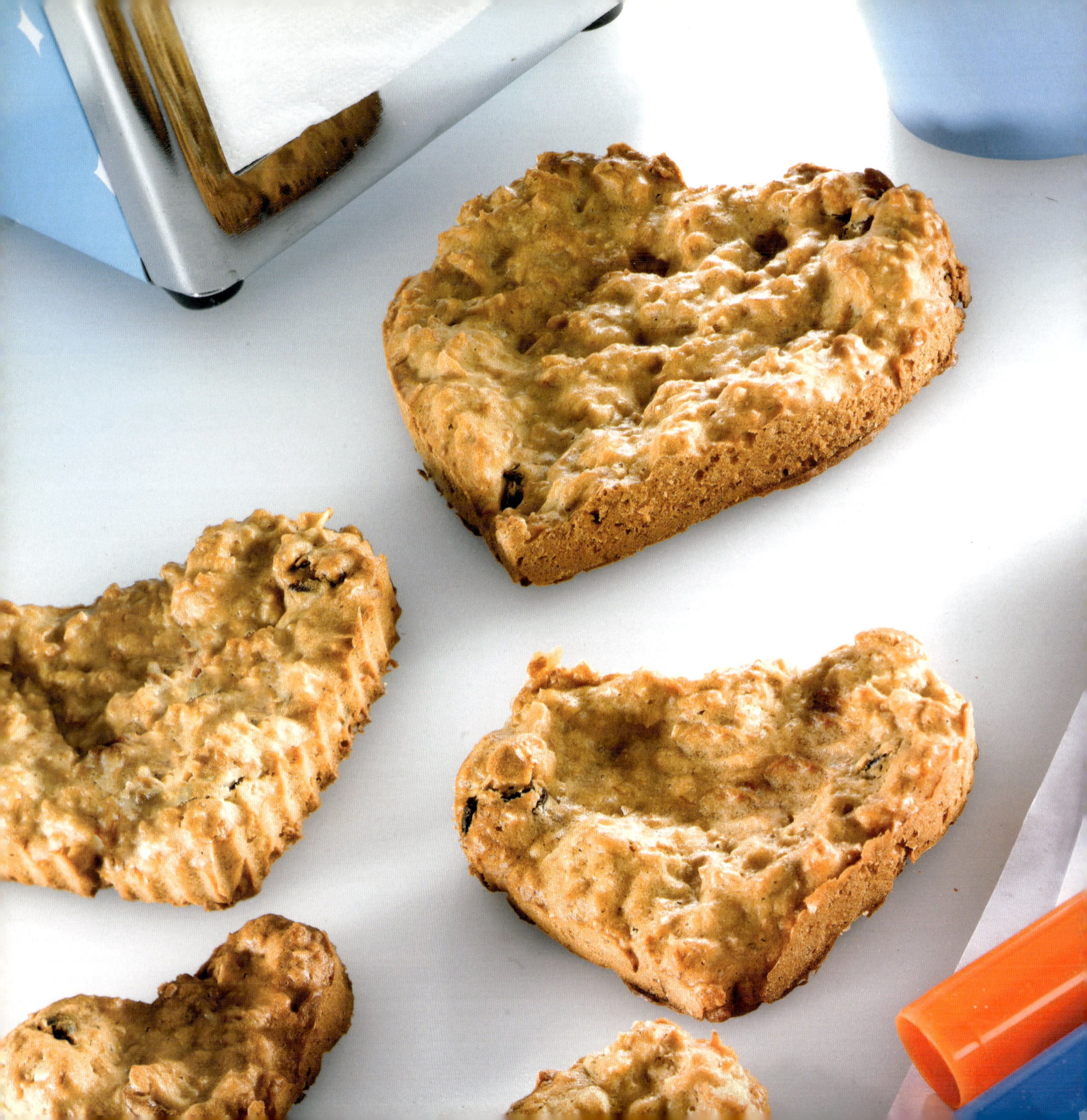

Biscuits arachides et banane

Donne 24 biscuits. Vous pouvez remplacer le beurre d'arachide par du beurre d'amande. Il est aussi possible de rouler la pâte et d'utiliser un emporte-pièce pour donner une forme originale à vos biscuits.

1 tasse	**flocons d'avoine**, non cuits	250 ml	1	**banane**, écrasée	1
1/2 tasse	**farine de blé entier**	125 ml	1	**œuf**	1
2 c. à thé	**poudre à pâte**	10 ml	1/4 tasse	**lait**	60 ml
1/4 tasse	**cassonade**	60 ml	1/4 tasse	**graines de tournesol**, non salées	60 ml
1/2 tasse	**beurre d'arachide naturel**	125 ml	1/4 tasse	**raisins secs**	60 ml

Dans un bol, mélanger les flocons d'avoine, la farine de blé entier et la poudre à pâte.

Dans un autre bol, battre la cassonade avec le beurre d'arachide. Ajouter la banane, l'œuf et le lait. Battre à nouveau. Incorporer le mélange liquide au mélange sec. Bien mélanger.

Ajouter les graines de tournesol et les raisins secs. Remuer avec une cuillère de bois.

À l'aide d'une cuillère, façonner des biscuits et déposer sur une plaque à cuisson. Cuire au four 20 minutes à 350 °F (175 °C).

Biscuits choco-santé

Variante : Vous pouvez remplacer les brisures de chocolat par des brisures de caroube.

Donne environ 36 petits biscuits. Utilisez des flocons d'avoine à l'ancienne plutôt que du gruau instantané. L'avoine contient du calcium et du magnésium. Elle est excellente pour la santé des os.

1 1/2 tasse	**flocons d'avoine**, non cuits	375 ml	1/2 tasse	**yogourt nature**	125 ml
1 1/2 tasse	**farine de blé entier**	375 ml	1/3 tasse	**huile d'olive**	80 ml
1/2 tasse	**graines de tournesol**, non salées	125 ml	1 c. à thé	**essence de vanille**	5 ml
2 c. à thé	**poudre à pâte**	10 ml	1/2 tasse	**raisins secs**	125 ml
1/4 tasse	**cassonade**	60 ml	1/2 tasse	**brisures de chocolat mi-sucré**	125 ml
2	**œufs**	2			

Dans un bol, mélanger les flocons d'avoine, la farine de blé entier, les graines de tournesol et la poudre à pâte.

Dans un autre bol, battre la cassonade et les œufs avant d'ajouter le yogourt, l'huile et l'essence de vanille. Battre à nouveau et verser dans le mélange sec. Remuer à l'aide d'une cuillère de bois.

Incorporer les raisins secs et les brisures de chocolat.

À l'aide d'une cuillère, façonner des petits biscuits et déposer sur une plaque à cuisson. Cuire au four 18 à 20 minutes à 350 °F (175 °C).

Bouchées
aux carottes et aux dattes

Donne environ 36 bouchées. Le goût sucré de la carotte se prête bien à la confection de desserts. Vous pouvez remplacer la mélasse par la même quantité de miel.

2 tasses	**farine**	500 ml
2 c. à thé	**poudre à pâte**	10 ml
1 c. à thé	**bicarbonate de sodium**	5 ml
1 pincée	**sel**	
1/3 tasse	**huile végétale**	80 ml
1/3 tasse	**lait**	80 ml
1/4 tasse	**mélasse**	60 ml
1	**œuf**	1
1 c. à thé	**essence de vanille**	5 ml
2 tasses	**carottes**, râpées	500 ml
1/2 tasse	**dattes**, séchées	125 ml
1/2 tasse	**graines de citrouille**	125 ml

Dans un bol, mélanger la farine, la poudre à pâte, le bicarbonate de sodium et le sel.

Dans un autre bol, battre l'huile, le lait, la mélasse, l'œuf et l'essence de vanille. Incorporer le mélange humide au mélange sec. Ajouter les carottes râpées, les dattes coupées en morceaux et les graines de citrouille. Bien remuer à l'aide d'une cuillère de bois.

Déposer en petites bouchées sur une plaque à cuisson. Cuire au four 15 à 18 minutes à 350 °F (175 °C). Vous pouvez aussi rouler la pâte et utiliser des emporte-pièces pour concocter vos bouchées.

Idée facile...

Dattes au beurre d'arachide

10	**dattes fraîches**	10
1/4 tasse	**beurre d'arachide**	60 ml

Inciser chacune des dattes. Enlever le noyau et remplir de beurre d'arachide.

Déposer les dattes dans une petite assiette. Chauffer 20 secondes au micro-ondes. Servir aussitôt.

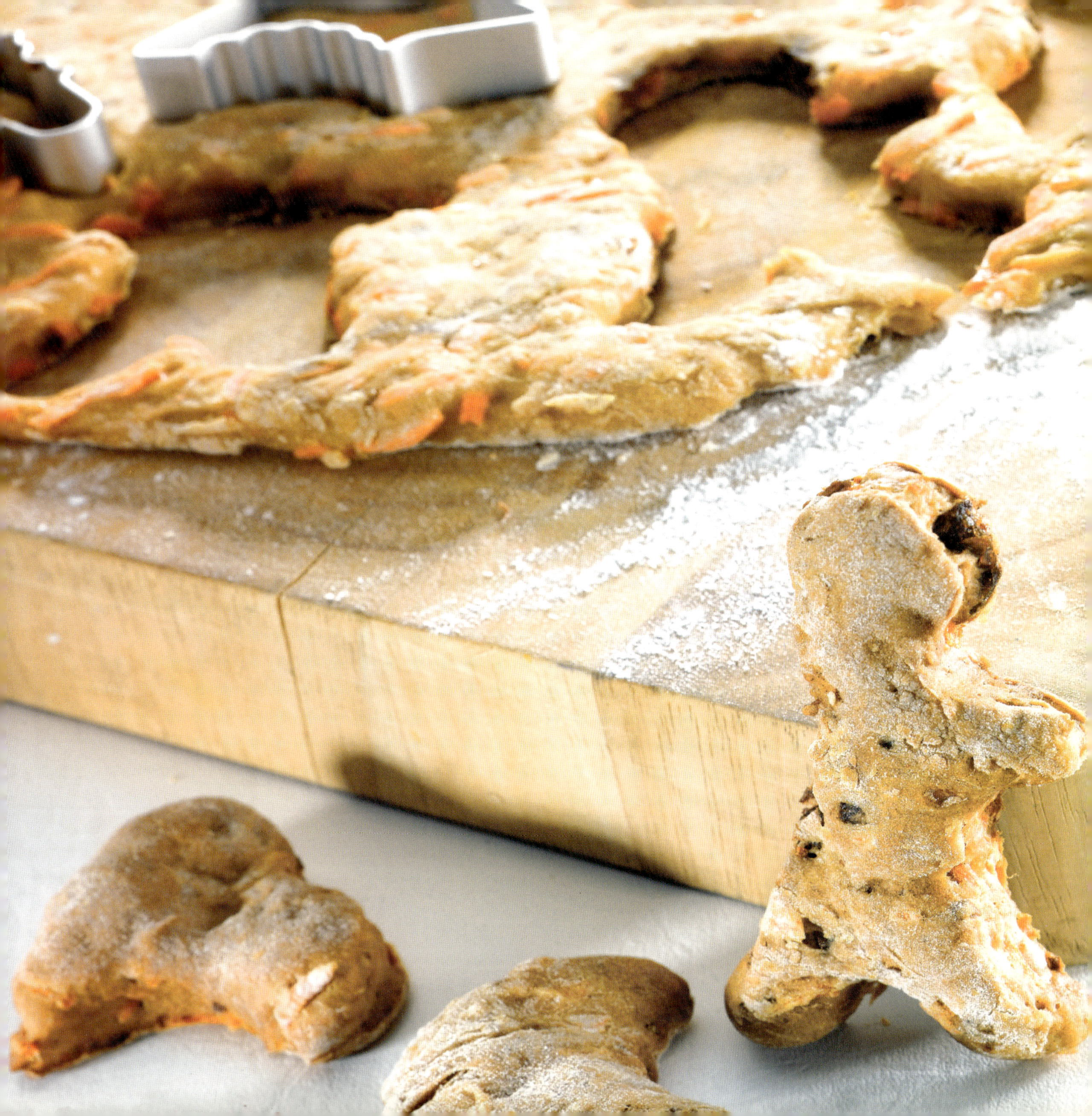

Carrés de granola

Donne 16 carrés. Une idée de carrés de granola pour remplacer les barres tendres du commerce. Les raisins secs sont riches en fer.

2	**œufs**	2
1/2 tasse	**cassonade**	125 ml
2 c. à soupe	**huile d'olive**	30 ml
2 c. à soupe	**germe de blé**	30 ml
1 1/2 tasse	**flocons d'avoine**, non cuits	375 ml
1/4 tasse	**pacanes**, hachées	60 ml
1/4 tasse	**amandes**, tranchées	60 ml
1/4 tasse	**graines de tournesol**	60 ml
1/4 tasse	**canneberges séchées**	60 ml
1/4 tasse	**dattes**, hachées	60 ml
1/4 tasse	**raisins secs**	60 ml
1 pincée	**cannelle**	

Dans un bol, mélanger tous les ingrédients.

Bien tasser dans un moule carré huilé.

Cuire au four 30 minutes à 350 °F (175 °C). Laisser refroidir et couper en carrés.

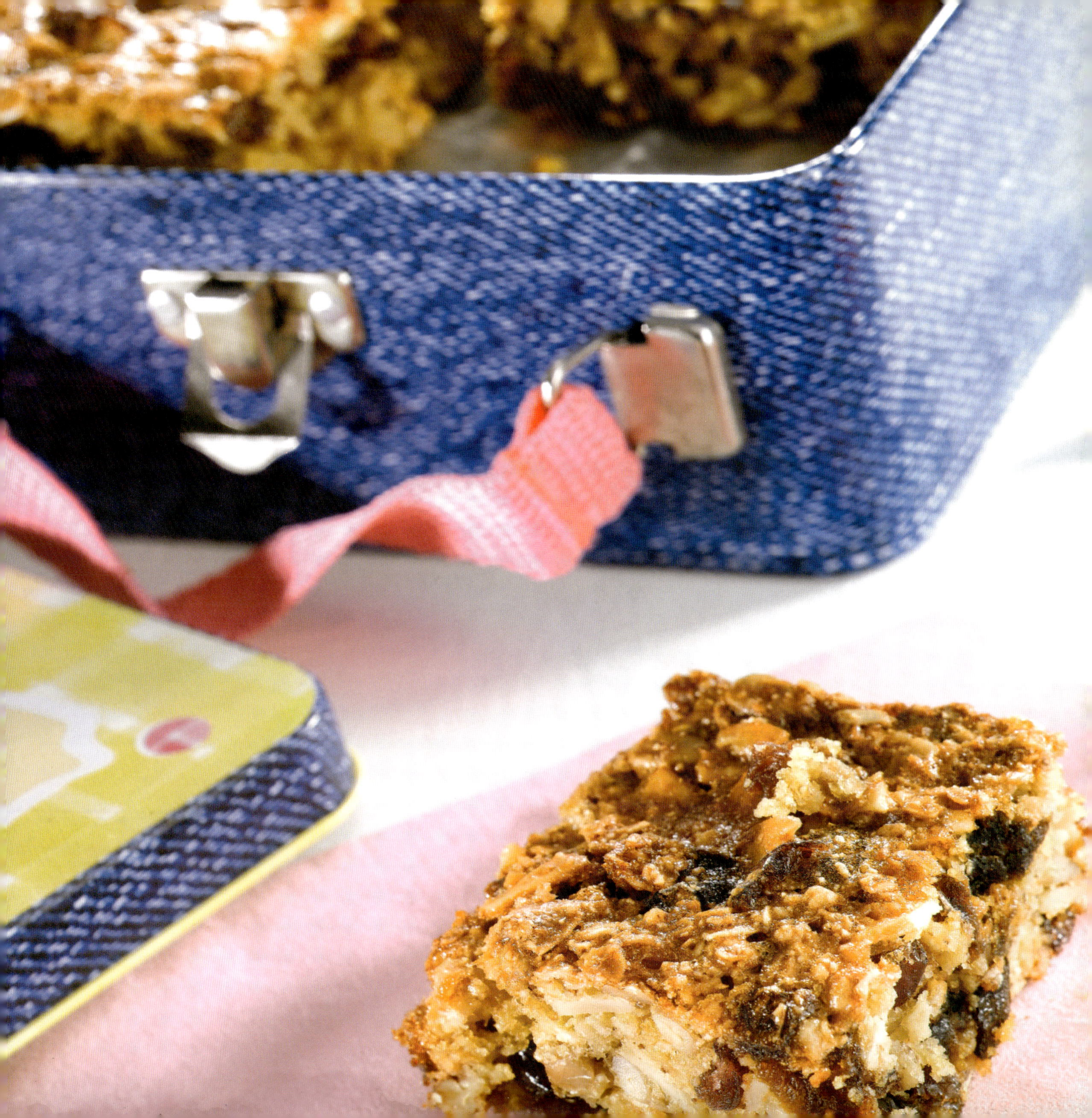

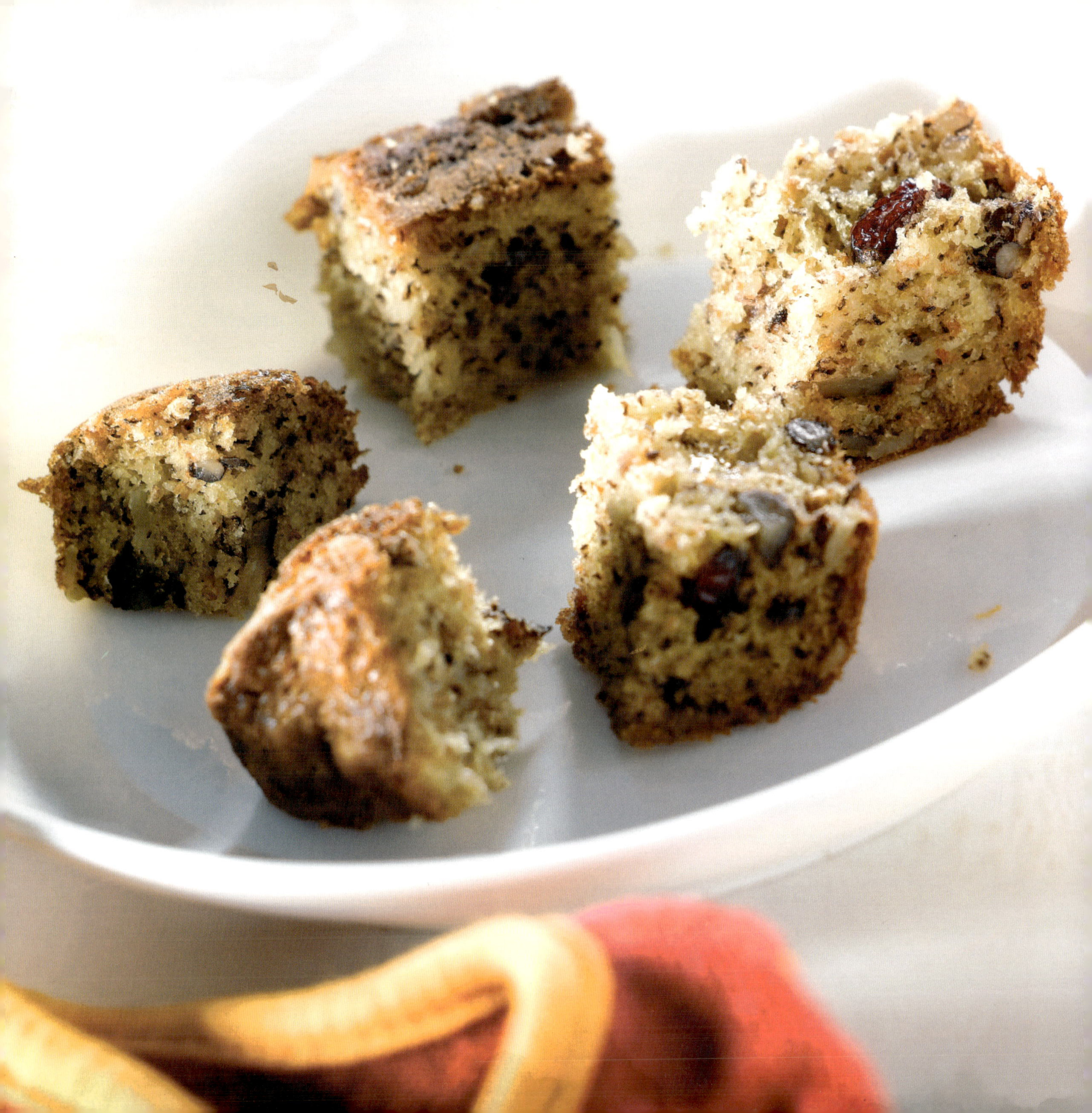

Pain
aux bananes et aux canneberges

La banane est riche en glucides et vous permet de moins sucrer vos desserts. Voici un pain d'une douceur réconfortante. Saviez-vous qu'il est préférable de conserver la farine dans un endroit frais et idéalement au réfrigérateur ? La farine de blé entier rancit très rapidement.

1 3/4 tasse	**farine de blé entier** à pâtisserie	430 ml
2 c. à thé	**poudre à pâte**	10 ml
1/2 c. à thé	**bicarbonate de sodium**	2,5 ml
1 pincée	**sel**	
1/3 tasse	**sucre**	80 ml
1/3 tasse	**beurre**, ramolli	80 ml
2	**œufs**	2
1 tasse	**bananes**, écrasées	250 ml
1/3 tasse	**canneberges séchées**	80 ml
1/4 tasse	**noix de Grenoble**, hachées	60 ml
1/4 tasse	**amandes**, effilées	60 ml

Dans un grand bol, mélanger la farine, la poudre à pâte, le bicarbonate de sodium et le sel.

Dans un autre bol, battre le sucre et le beurre. Ajouter les œufs et les bananes. Battre à nouveau.

Incorporer le mélange liquide au mélange sec. Ajouter les canneberges, les noix et les amandes. Bien remuer avec une cuillère de bois.

Déposer dans un moule à pain beurré et enfariné. Cuire au four à 350 °F (175 °C) de 45 à 60 minutes, ou jusqu'à ce qu'un cure-dents inséré dans le pain en ressorte sans coller.

Variante : Vous pouvez remplacer les canneberges séchées par 3/4 tasse (180 ml) de canneberges fraîches.

Croustade
pommes et noix

Les pommes sont riches en fibres et en vitamine C. Les variétés sont infinies. J'aime bien utiliser des pommes Cortland dans cette recette.

5 tasses	**pommes**, pelées et tranchées	1,25 l
1 tasse	**farine de blé entier**	250 ml
1 tasse	**flocons d'avoine**, non cuits	250 ml
1/2 tasse	**cassonade**	125 ml
1/4 tasse	**noix de Grenoble**	60 ml
1/4 tasse	**amandes,** tranchées	60 ml
1/2 c. à thé	**cannelle**	2,5 ml
1/2 tasse	**beurre,** fondu	125 ml

Dans un bol, mélanger la farine, les flocons d'avoine, la cassonade, les noix, les amandes et la cannelle.

Incorporer le beurre fondu et bien remuer.

Dans un plat allant au four, déposer les pommes puis le mélange aux noix.

Cuire au four 40 minutes à 350 °F (175 °C).

Accompagner d'un filet de crème ou d'une boule de crème glacée.

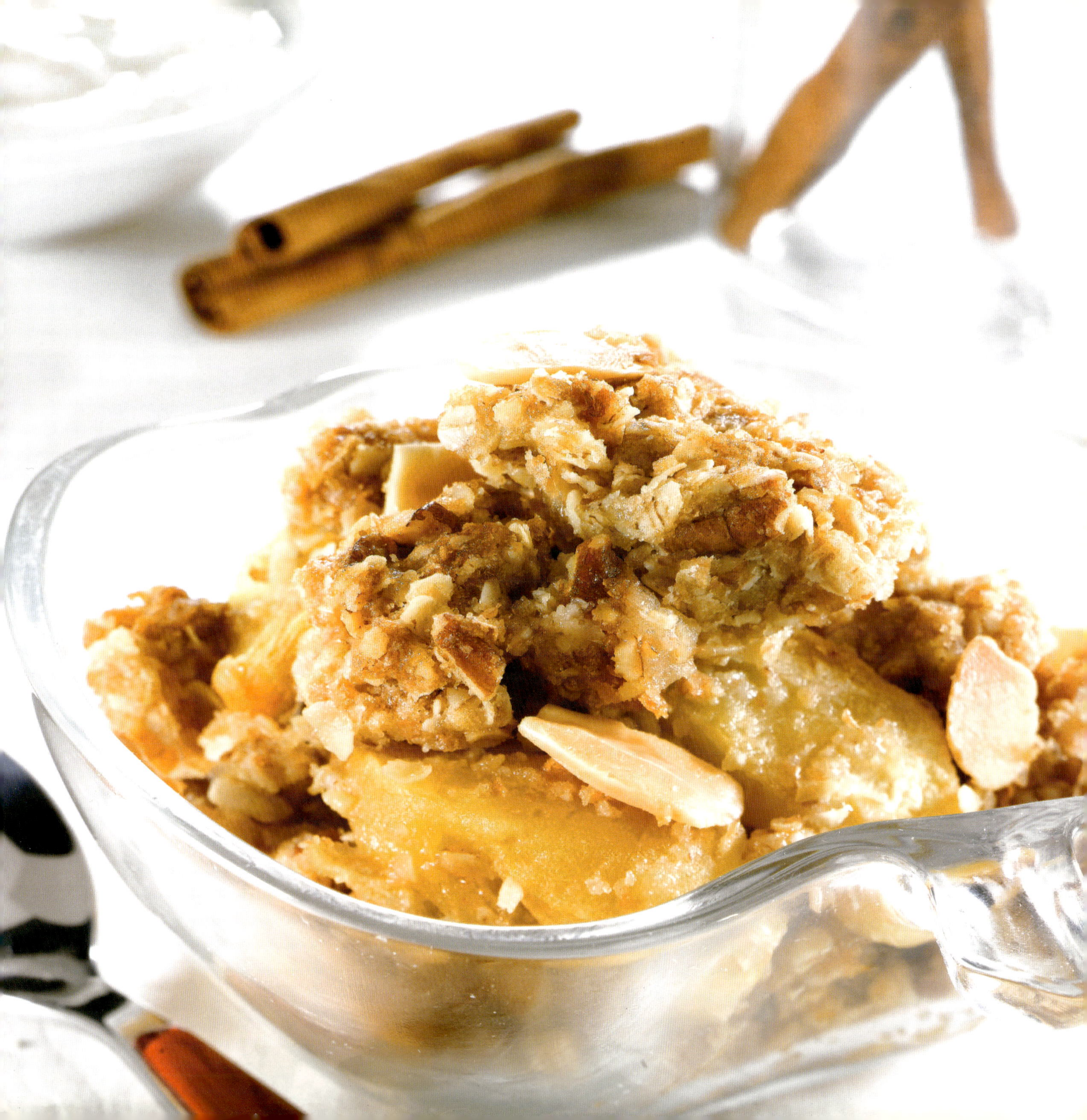

« Popsicles » aux fraises

La fraise fait partie des fruits préférés des enfants. Elle est belle et sucrée. Dans cette recette, elle vient damer le pion aux « popsicles » sucrés du commerce. Un plaisir d'été !

1 paquet	**fraises** surgelées	300 g
1 1/2 tasse	**yogourt à la vanille**	375 ml
3/4 tasse	**lait de soja à la vanille**	180 ml

Broyer tous les ingrédients à l'aide d'un robot culinaire.

Verser dans des moules à « popsicles ». Donne une douzaine de « popsicles » sans sucre ajouté.

Variante : Remplacez les fraises par des bleuets.

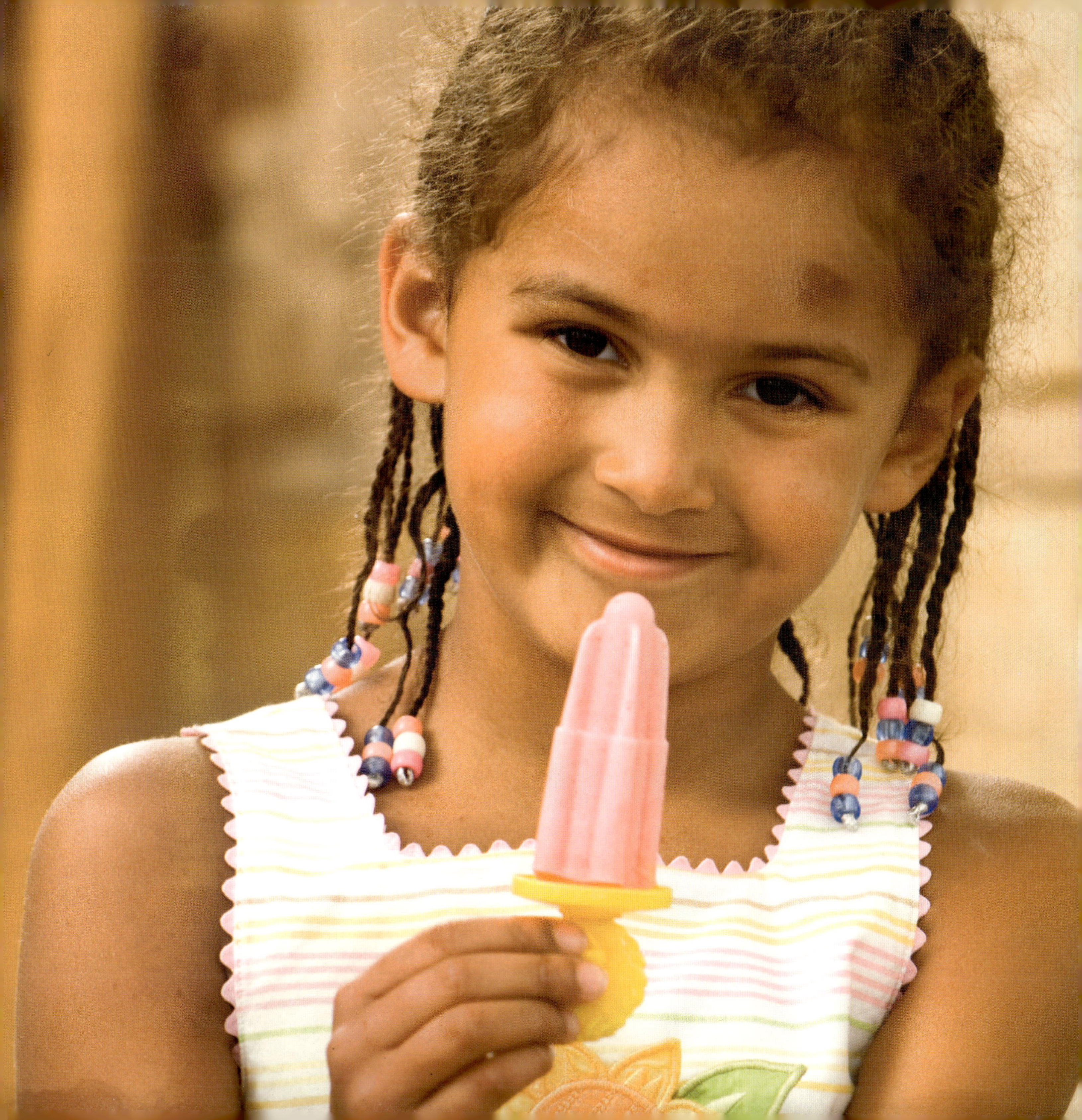

Index